CHANYE ZHUANLI
FENXI BAOGAO

产业专利分析报告

（第52册）——肿瘤免疫疗法

张茂于◎主编

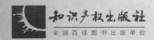

知识产权出版社
全国百佳图书出版单位

图书在版编目（CIP）数据

产业专利分析报告. 第 52 册，肿瘤免疫疗法/张茂于主编. —北京：知识产权出版社，2017.6
ISBN 978 – 7 –5130 –4902 – 3

Ⅰ.①产… Ⅱ.①张… Ⅲ.①肿瘤免疫疗法—专利—研究报告—世界 Ⅳ.①G306.71②R730.51

中国版本图书馆 CIP 数据核字（2017）第 109944 号

内容提要

本书是肿瘤免疫疗法行业的专利分析报告。报告从该行业的专利（国内、国外）申请、授权、申请人的已有专利状态、其他先进国家的专利状况、同领域领先企业的专利壁垒等方面入手，充分结合相关数据，展开分析，并得出分析结果。本书是了解该行业技术发展现状并预测未来走向，帮助企业做好专利预警的必备工具书。

责任编辑：卢海鹰　胡文彬　　　　　　责任校对：潘凤越
执行编辑：可　为　　　　　　　　　　责任出版：刘译文
内文设计：王祝兰　胡文彬

产业专利分析报告（第 52 册）
——肿瘤免疫疗法

张茂于　主　编

出版发行：知识产权出版社 有限责任公司　　网　　址：http：//www.ipph.cn
社　　址：北京市海淀区西外太平庄 55 号　　邮　　编：100081
责编电话：010 – 82000860 转 8031　　　　　责编邮箱：huwenbin@ cnipr.com
发行电话：010 – 82000860 转 8101/8102　　发行传真：010 – 82000893/82005070/82000270
印　　刷：保定市中画美凯印刷有限公司　　经　　销：各大网上书店、新华书店及相关专业书店
开　　本：787mm×1092mm　1/16　　　　　印　　张：11.75
版　　次：2017 年 6 月第 1 版　　　　　　　印　　次：2017 年 6 月第 1 次印刷
字　　数：268 千字　　　　　　　　　　　　定　　价：48.00 元
ISBN 978 -7 -5130 -4902 -3

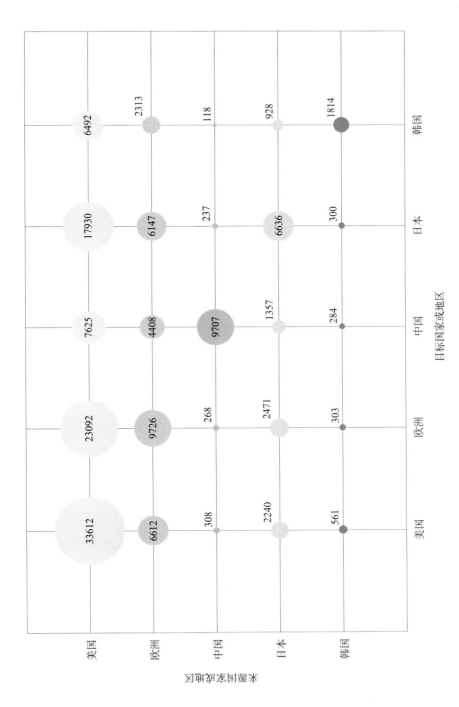

图2-1-5 肿瘤免疫疗法技术来源地和专利布局的对比分析

（正文说明见第22页）

注：图中数字表示申请量，单位为项。

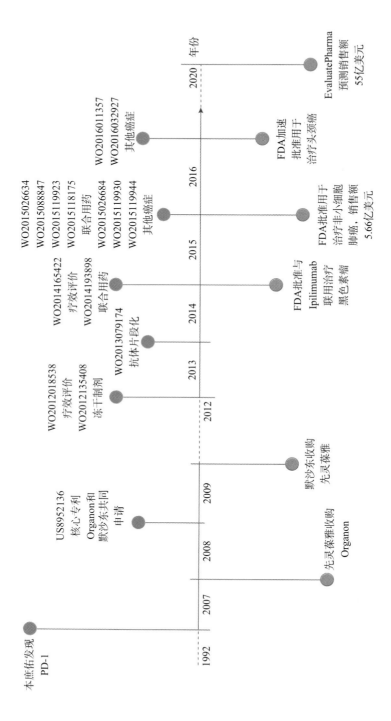

图4-4-8 Pembrolizumab（Keytruda®）相关专利和市场事件

（正文说明见第93页）

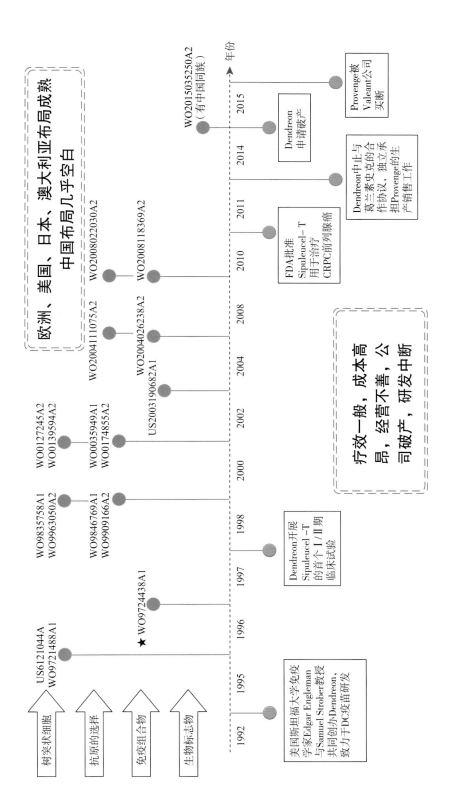

图5-3-4　Dendreon上市肿瘤疫苗相关专利申请

（正文说明见第114~117页）

类别	1998~2004年以链的优化和靶位点为主		2005~2015年仍以靶位点为主，拓展了CAR-T外围技术领域			
链的优化	1998年 WO9912573A1 嵌合多肽	2000年 WO0233101A1 CD137信号序列 US2004043401A1 WO2005019420A2 WO2005037992A2	WO2007055298A2 WO2008121420A1	WO2010105817A2 WO2011059836A2 WO201203174A1	WO2012129514A1 WO2012079000A1 WO2013051718A1 WO2013126712A1	WO2013126729A1 WO2013126733A1 WO2013185552A1 WO2015105522A1
靶位点	1998年 WO0023573A2 CD20	2001年 WO2096460A1 PSMA US2002165360A1 US2003215427A1 US2003148982A1 WO2005118854A1 WO2006060878A1	US2006018878A1 US2008003225A1 US2006246548A1 WO2008065053A1 US2007166327A1 WO2008143794A1	WO2009091826A2 US2008160607A1 WO2010040105A2 WO2010124188A1 WO2011160119A2 WO2012050374A2	WO2013063419A2 WO2013070468A1 WO2013142034A1 WO2014055771A1 WO2014134165A1 WO2014138704A1	WO2013063419A2 WO2013070468A1 WO2013142034A1 WO2014055771A1 WO2014130657A1
联合治疗	2001年 WO2072850A1 TCR	2004年 WO2007037780A2 细胞因子	2007年 WO2008095141A2 抑制TREG	2010年 WO2012136231A1 IL-15	WO2013019615A2 WO2013040371A2 WO2013063019A1 WO2013126726A1	US2013071414A1 WO2014055668A1 WO2015155341A1 WO2015142675A2
降低细胞毒性				2012年 WO2014011987A1 药物-分子结合物	WO2014152177A1 WO2015142314A1 WO2015142661A1 WO2015090229A1 分子刹车	
载体的优化			2005年 WO2006036445A2 逆转录病毒载体	2009年 WO2010085660A2 逆转录病毒载体	2011年 WO2013040557A2 RNA	WO2015157386A1 CN104694575A
多受体					2013年 US2014271581A1 三受体	US2014099309A1 WO2015075470A1

图6-3-4 CAR-T细胞免疫疗法技术路线

（正文说明见第131~132页）

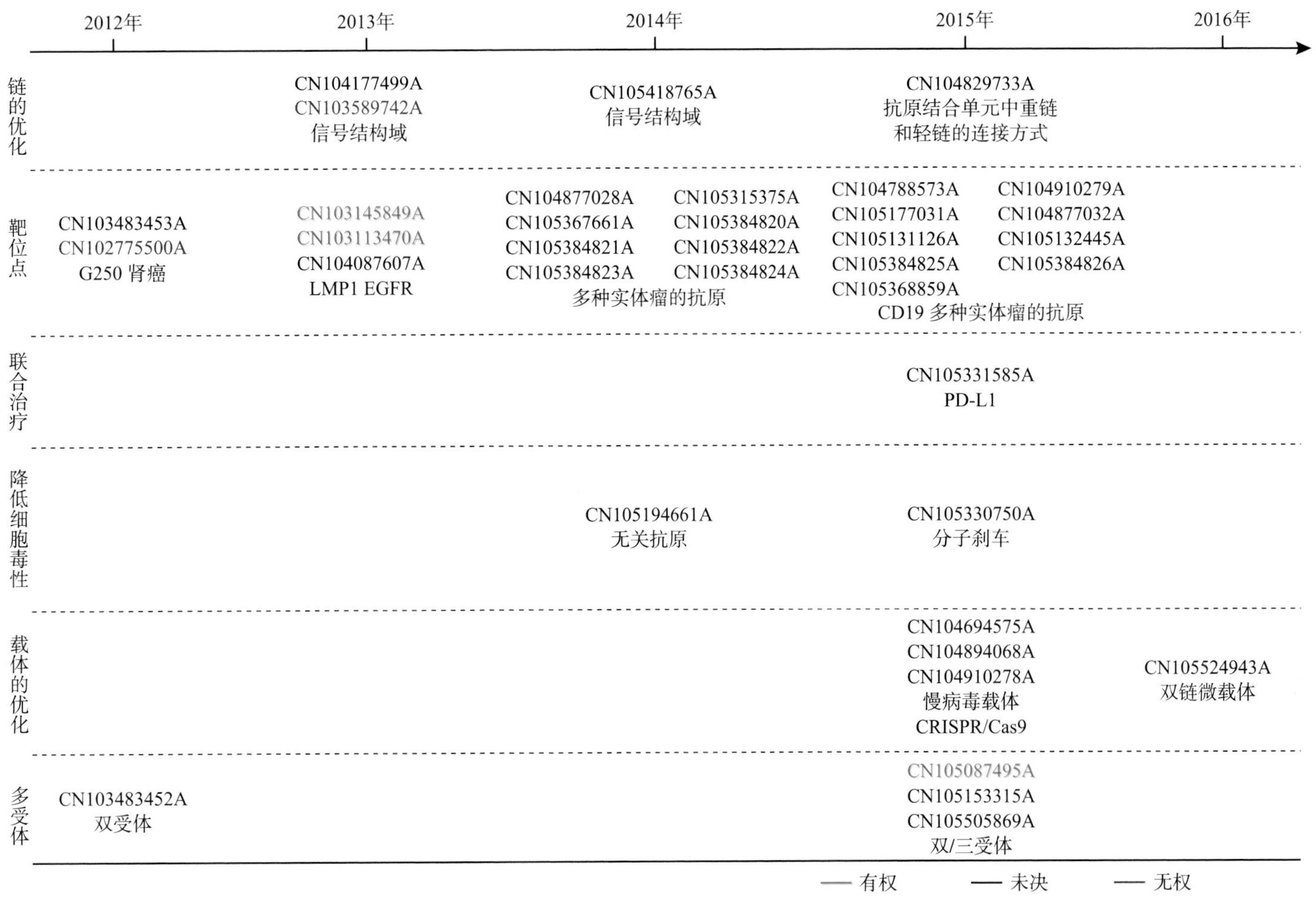

	2012年	2013年	2014年	2015年	2016年
链的优化		CN104177499A CN103589742A 信号结构域	CN105418765A 信号结构域	CN104829733A 抗原结合单元中重链和轻链的连接方式	
靶位点	CN103483453A CN102775500A G250 肾癌	CN103145849A CN103113470A CN104087607A LMP1 EGFR	CN104877028A CN105315375A CN105367661A CN105384820A CN105384821A CN105384822A CN105384823A CN105384824A 多种实体瘤的抗原	CN104788573A CN104910279A CN105177031A CN104877032A CN105131126A CN105132445A CN105384825A CN105384826A CN105368859A CD19 多种实体瘤的抗原	
联合治疗				CN105331585A PD-L1	
降低细胞毒性			CN105194661A 无关抗原	CN105330750A 分子刹车	
载体的优化				CN104694575A CN104894068A CN104910278A 慢病毒载体 CRISPR/Cas9	CN105524943A 双链微载体
多受体	CN103483452A 双受体			CN105087495A CN105153315A CN105505869A 双/三受体	

— 有权　　— 未决　　— 无权

图6-3-6　CAR-T细胞免疫疗法国内主要申请人专利申请分布

（正文说明见第135~138页）

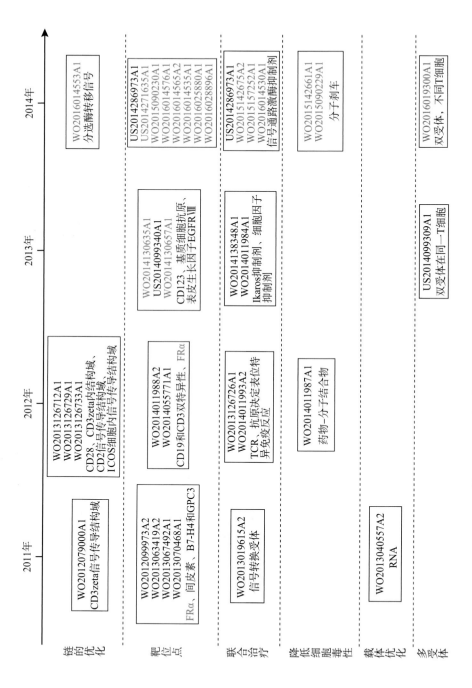

图6-3-9 国外重点申请人CAR-T细胞免疫疗法技术路线

（正文说明见第141~143页）

注：其中黑色标注的专利公开号是宾夕法尼亚大学申请的，红色标注的专利公开号是宾夕法尼亚大学和诺华共同申请的。

编 委 会

前　言

　　"十二五"期间，专利分析普及推广项目每年选择若干行业开展专利分析研究，推广专利分析成果，普及专利分析方法。《产业专利分析报告》（第1~48册）系列丛书自出版以来，受到各行业广大读者的广泛欢迎，有力推动了各产业的技术创新和转型升级。

　　2016年作为"十三五"的开局之年，专利分析普及推广项目继续秉承"源于产业、依靠产业、推动产业"的工作原则，在综合考虑来自行业主管部门、行业协会、创新主体的众多需求后，最终选定了10个产业开展专利分析研究工作。这10个产业包括无人机、芯片先进制造工艺、虚拟现实与增强现实、肿瘤免疫疗法、现代煤化工、海水淡化、智能可穿戴设备、高端医疗影像设备、特种工程塑料以及自动驾驶，均属于我国科技创新和经济转型的核心产业。近一年来，约100名专利审查员参与项目研究，对10个产业进行深入分析，几经易稿，形成了10份内容实、质量高、特色多、紧扣行业需求的专利分析报告，共计近400万字、2000余幅图表。

　　2016年度的产业专利分析报告在加强方法创新的基础上，进一步深化了发明人合作关系、产品与专利、市场与专利、专利诉讼等多个方面的研究，并在课题研究中得到了充分的应用和验证。例如肿瘤免疫疗法课题组对施贵宝和默沙东的专利诉讼进行了深入研究，虚拟现实与增强现实课题组对产品和专利的关系进行了深入分析，无人机课题组尝试进行了开拓海外市场的专利分析。

　　2016年度专利分析普及推广项目的研究得到了社会各界的广泛关注和大力支持。来自社会各界的近百名行业和技术专家多次指导课题工作，为课题顺利开展作出了贡献。课题研究得到了工业和信息化部相关领导的重视，特别是工业和信息化部原材料司副司长潘爱华先生和科技司基础技术处副处长阮汝祥先生多次亲临指导。行业协会在课题开展过程中提供了极大的助力，尤其是中国石油和化学工业联合会副会长赵俊贵先生和联合会科技部副主任王秀江先生多次指导课题。《产业专利分析报告》（第49~58册）凝聚社会各界智慧，旨在服务产业发展。希望各地方政府、各相关行业、相关企业以及科研院所能够充分发掘专利分析报告的应用价值，为专利信息利用提供工作指引，为行业政策研究提供有益参考，为行业技术创新提供有效支撑。

由于报告中专利文献的数据采集范围和专利分析工具的限制，加之研究人员水平有限，报告的数据、结论和建议仅供社会各界借鉴研究。

《产业专利分析报告》丛书编委会

2017 年 5 月

项目联系人

褚战星：62086064/18612188384/chuzhanxing@ sipo. gov. cn

肿瘤免疫疗法行业专利分析课题研究团队

一、项目指导

国家知识产权局：张茂于　郑慧芬　毕　囝　韩秀成

二、项目管理

国家知识产权局专利局：祁建伟　张小凤　褚战星

三、课题组

承　担　部　门：国家知识产权局专利局医药生物发明审查部

课　题　负　责　人：宫宝珉

课　题　组　组　长：曾繁辉

课 题 组 成 员：贾　涛　田　园　马振莲　幸　颖　李振鹏　孙彦珂
　　　　　　　　　　王翔宇　于　婷

四、研究分工

数据检索：贾　涛　田　园　马振莲　幸　颖　李振鹏　孙彦珂
　　　　　　王翔宇　于　婷

数据清理：贾　涛　田　园　马振莲　幸　颖　李振鹏　孙彦珂
　　　　　　王翔宇　于　婷

数据标引：贾　涛　马振莲　幸　颖　孙彦珂　王翔宇　于　婷

图表制作：贾　涛　田　园　马振莲　幸　颖　李振鹏　孙彦珂
　　　　　　王翔宇　于　婷

报告执笔：贾　涛　田　园　马振莲　幸　颖　李振鹏　孙彦珂
　　　　　　王翔宇　于　婷

报告统稿：曾繁辉　贾　涛　李振鹏

报告编辑：曾繁辉　贾　涛　李振鹏

报告审校：宫保珉　曾繁辉

五、报告撰稿

贾　涛：主要执笔第 4 章

田　园：主要执笔第1章、第7章

马振莲：主要执笔第4章

幸　颖：主要执笔第5章

李振鹏：主要执笔第2章

孙彦珂：主要执笔第6章

王翔宇：主要执笔第3章

于　婷：主要执笔第6章

六、指导专家

行业、技术专家（按姓氏拼音排序）

陈红松　北京大学人民医院

韩为东　中国人民解放军总医院

杨　青　复旦大学生命科学院

专利分析专家

褚战星　国家知识产权局审查业务管理部

七、合作单位（排列不分先后）

中国人民解放军总医院、复旦大学生命科学院、北京大学人民医院、广东东阳光药业有限公司

目 录

第1章 概　　述

1.1　肿瘤免疫治疗产业发展

1.1.1　肿瘤免疫治疗产业概述

2015 年全球癌症统计数据显示，2012 年全球新增 1410 万肿瘤患者（其中中国约 300 万人），820 万患者死亡。IMS 数据显示，2010～2014 年，全球抗肿瘤药物市场复合增长率为 6.5%，以中国为首的新兴市场复合增长率高达 15.5%。2014 年全球抗肿瘤药物市场规模为 1000 亿美元，远高于其他疾病的用药开销，预计 2020 年将增长至 1500 亿美元，复合增速为 6%。

近几年免疫治疗风暴已经席卷全球，整个医药行业对免疫治疗的热情空前高涨。肿瘤免疫治疗，有望成为抗肿瘤的主要疗法，对人类健康和生物产业而言是一场"革命"。目前肿瘤免疫治疗多数被用于晚期肿瘤患者，但将来可能像化疗一样，成为癌症治疗的一线方法。据彭博预测，到 2018 年，抗肿瘤药前 20 种的药物中将有 3 种是免疫疗法药物，单药销售规模均有望超过 100 亿元。根据 Leerink Partners Research 的数据显示，全球肿瘤免疫治疗市场规模到 2020 年将达到 167 亿美元，到 2025 年实现 2 倍增长达到 361 亿美元。就国内而言，专家估计 3 年内将达到几百亿元的市场规模。

美国食品和药品管理局（FDA）2011 年批准 Anti - CTLA4（细胞毒性 T 细胞抗原 - 4 抗体）（百时美施贵宝，Yervoy（Ipilimumab））用于治疗黑色素瘤，2013 年该药销售突破 13 亿美元。百时美施贵宝与默沙东的两种 PD - 1（编程凋亡受体，Programmed death 1）抗体也在 2014 年获准用于黑色素瘤，并提前结束肺癌第三期临床试验。PD - 1 抗体对肺癌、肝癌、肾癌等众多实体瘤也有出色疗效，临床适应症将快速拓宽。全球主要地区免疫检查点抑制剂市场预计将从 2013 年的 10 亿美元增加到 2020 年的 70 亿美元（年增长率 33%）。抗 PD - 1 药物（包括 Nivolumab 和 Pembrolizumab）预计将占据最多的市场部分，达 72%。CAR - T（嵌合抗原受体 T 细胞免疫疗法）是目前靶向性最高，疗效最好的细胞免疫疗法，在白血病治疗方面有巨大成功。诺华、Juno、Kite pharma 是 CAR - T 领域的三大巨头，Juno 的 JCAR015 被 FDA 列为突破性药物治疗（BTD）。据预测到 2020 年，国内免疫检查点抑制剂市场规模有望达到 100 亿元，细胞免疫治疗市场规模达 150 亿元。

表 1 - 1 - 1 是 FDA 近期批准的肿瘤免疫治疗药物。

2020 年全球和国内抗肿瘤药物市场格局预测分布情况分别如图 1 - 1 - 1 和图 1 - 1 - 2 所示。

表 1-1-1　FDA 近期批准的肿瘤免疫治疗药物

药物	机制	公司	类别	获批适应症
Ipilimumab	CTLA4 抑制剂	百时美施贵宝	免疫检查点抑制剂	黑色素瘤
Sipuleucel - T	自体 APC 疫苗	Dendreon	疫苗	前列腺癌
Nivolumab	PD-1 抑制剂	百时美施贵宝	免疫检查点抑制剂	黑色素瘤、肺癌
Pembrolizumab	PD-1 抑制剂	默沙东	免疫检查点抑制剂	黑色素瘤

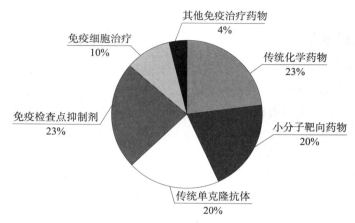

图 1-1-1　2020 年全球抗肿瘤药物市场格局

数据来源：IMS。

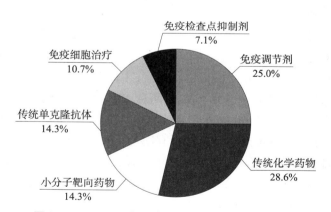

图 1-1-2　2020 年国内抗肿瘤药物市场格局预测

数据来源：IMS。

1.1.2 肿瘤免疫治疗重要产品

（1）肿瘤疫苗

FDA 目前批准了 3 个针对癌症的疫苗，分别是 Cervarix ®（葛兰素史克）、Gardasil ®（默沙东）和 Sipuleucel - T（Provenge ®）。前两个是人乳头瘤病毒（HPV）疫苗，

Sipuleucel－T 则是治疗前列腺癌的树突状细胞（Dendritic Cell，DC）疫苗。

（2）病毒疫苗

2006 年 6 月，第一个肿瘤疫苗 Gardasil®（默沙东）获得美国 FDA 批准，用于宫颈癌的预防。2007 年 9 月，欧盟委员会批准葛兰素史克（GSK）的 HPV16、18 型二价疫苗 Cervarix® 上市。其中，默沙东占有更大市场份额，如图 1－1－4 所示。2006 年以来，两种 HPV 疫苗已经在超过 100 个国家获得使用许可，2014 年全球销售额约 20 亿美元。全球 HPV 疫苗销售额如图 1－1－3 所示。但是，由于该疫苗的高价格，仅有很少数的中低收入水平国家实施了 HPV 疫苗接种计划。

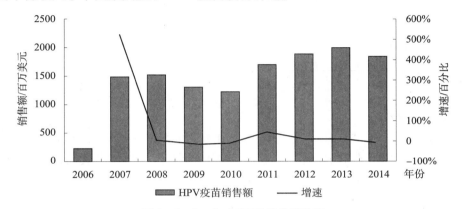

图 1－1－3　全球 HPV 疫苗销售额

数据来源：各公司年报。

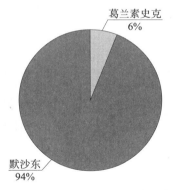

图 1－1－4　全球 HPV 疫苗市场格局

数据来源：各公司年报。

目前，国内 HPV 疫苗开发进入关键期。研究进展如表 1－1－2 所示。国内企业中，有厦门万泰（厦门大学）和上海泽润生物（沃森生物）的二价 HPV（16/18型）疫苗已经获得临床批件。厦门万泰采用大肠杆菌表达系统生产，上海泽润生物的二价 HPV 疫苗采用毕赤酵母表达系统。

表1-1-2　国内HPV疫苗研究进展

疫苗/公司	类型	审评状态
Cervarix/葛兰素史克	2价	临床Ⅲ期
Gardasil/默沙东	4价	临床Ⅲ期
Cecolin/厦门万泰	2价	临床Ⅲ期
上海泽润/沃森生物	2价	临床Ⅲ期
某疫苗/厦门万泰	2价	临床Ⅰ期
某疫苗/成都生物制品研究所	6价	申报临床
某疫苗/默沙东	9价	申报临床
某疫苗/厦门万泰	9价	申报临床

数据来源：药智网。

（3）DC疫苗

前列腺癌疫苗Sipuleucel-T是迄今为止首个，也是唯一被FDA批准的治疗性癌症疫苗，适用于晚期前列腺癌患者。但该产品2014年销售额仅3亿美元，如图1-1-5所示。其开发公司Dendreon于2014年11月申请破产。

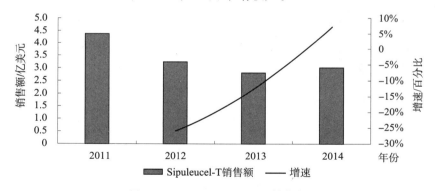

图1-1-5　Sipuleucel-T销售额

数据来源：据Evaluate Pharma。

（4）免疫检查点抑制剂

最热点的肿瘤免疫治疗研究是免疫检查点抑制剂药物的开发，PD-1是目前使用最多的抑制剂开发靶点，其次还有CTLA-4、TIM3、LAG3等位点。

PD-1抗体开发始于2005年，当时由日本的小野制药与美国Medarex制药共同开发，2006年第一次开展Ⅰ期临床试验，即取得令人惊喜的结果。2009年，百时美施贵宝斥资24亿美元收购Medarex，将PD-1抗体项目收入囊中；同一年，默沙东收购先灵葆雅，获得PD-1项目MK-3475。2014年的9月与12月，默沙东与百时美施贵宝相继获得FDA批准各自PD-1抗体上市。罗氏、阿斯利康、葛兰素史克等公司也积极加入PD-1与PD-L1抗体药物研究的队伍，PD-1/PD-L1在研产品临床试验情况如

图1-1-6所示。未上市的PD-L1抗体在研项目也被大量用于各种临床试验，阿斯利康与罗氏的两款PD-L1研发进度最快，预计将很快获得FDA的上市批准。

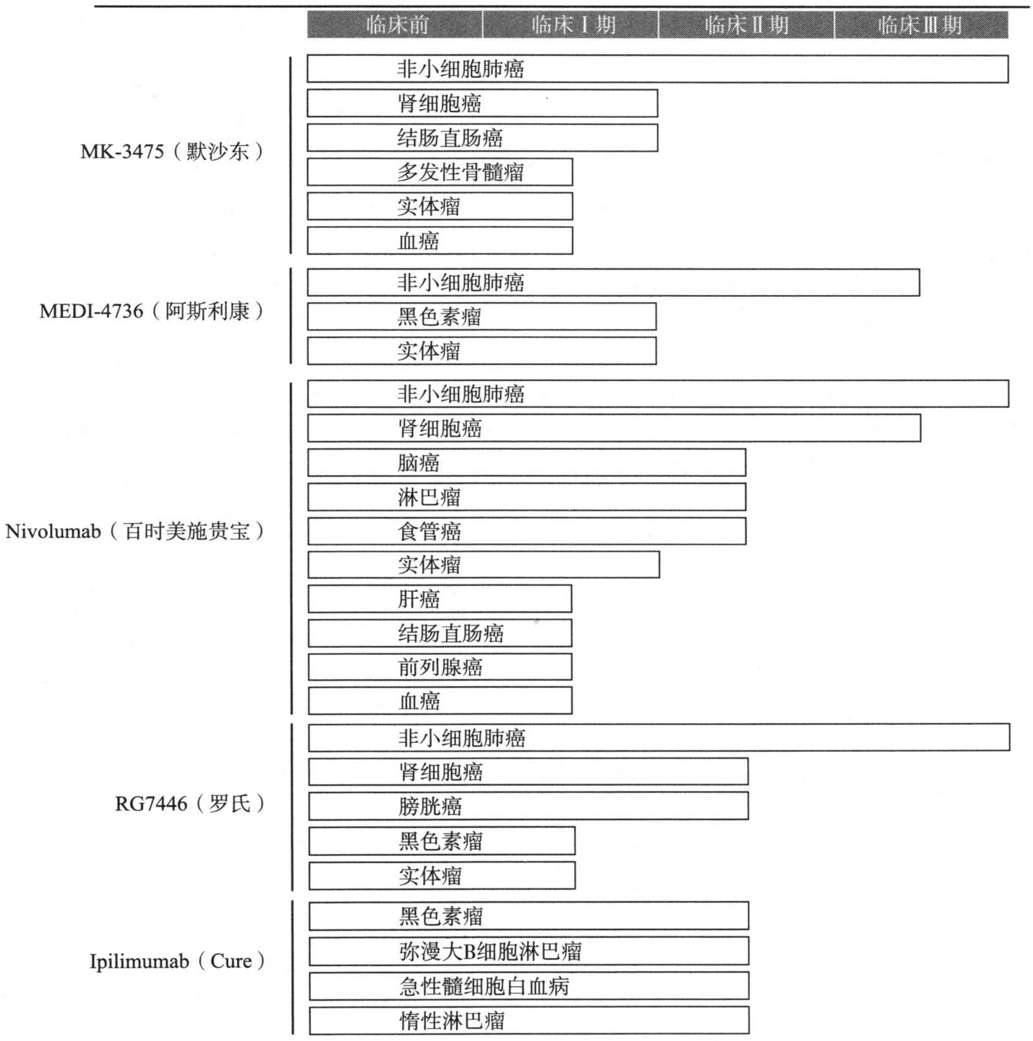

	临床前	临床Ⅰ期	临床Ⅱ期	临床Ⅲ期

MK-3475（默沙东）
- 非小细胞肺癌
- 肾细胞癌
- 结肠直肠癌
- 多发性骨髓瘤
- 实体瘤
- 血癌

MEDI-4736（阿斯利康）
- 非小细胞肺癌
- 黑色素瘤
- 实体瘤

Nivolumab（百时美施贵宝）
- 非小细胞肺癌
- 肾细胞癌
- 脑癌
- 淋巴瘤
- 食管癌
- 实体瘤
- 肝癌
- 结肠直肠癌
- 前列腺癌
- 血癌

RG7446（罗氏）
- 非小细胞肺癌
- 肾细胞癌
- 膀胱癌
- 黑色素瘤
- 实体瘤

Ipilimumab（Cure）
- 黑色素瘤
- 弥漫大B细胞淋巴瘤
- 急性髓细胞白血病
- 惰性淋巴瘤

图1-1-6 PD-1/PD-L1在研产品临床试验情况

从上市的三种免疫检查点抑制剂的销售情况来看，Ipilimumab上市短短4年时间就取得了每年13.08亿美元的销售业绩，复合增速为38%；而2014年9月上市的PD-1抗体Pembrolizumab于2015年上半年取得了1.1亿美元的优秀业绩，根据Evaluate Pharma预测，未来该款产品年销售额有望达到40.6亿美元。BMS的PD-1抗体药物Nivolumab在2014年底被FDA获批上市，在2015年上半年取得更高的1.6亿美元的销售成绩，2020年预计销售额能达到60.1亿美元。已上市的以上三种免疫检查点抑制剂药物未来市场销售预测如图1-1-7所示。

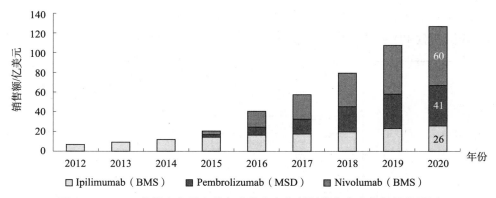

图 1-1-7　已获批上市的 3 种免疫检查点抑制剂药物未来市场销售预测

注：2017～2020 年数据为预计值。

另外，还有默沙东、葛兰素史克、辉瑞等制药巨头在免疫检查点抑制剂药物开发当中。在研免疫检查点抑制剂药物情况如表 1-1-3 所示。多款针对不同免疫检查点的重磅药物正在临床试验中，未来几年将有更多免疫治疗抗体上市，肿瘤治疗范围也在逐步增加。

表 1-1-3　在研免疫检查点抑制剂药物情况

靶点	名称	研发企业	肿瘤类别与临床进度
PD-1	Pidilizumab	Cure	Melanoma、DLBCL-NHL、AML、iNHL（Ⅱ）
	AMP-224	葛兰素史克	Solid Tumors（Ⅰ）
	AMP-514	阿斯利康	Cancer（Ⅰ）
	STI-A1110	SRNE	Preclinical
	TSR-042	TSRO	Preclincial
PD-L1/L2	RG7446	罗氏	NSCLC（Ⅲ）、RCC（Ⅱ）、Melanoma（Ⅰ）
	BMS-936559	百时美施贵宝	Solid Tumors（Ⅰ）
	NEDI-4736	阿斯利康	NSCLC（Ⅲ）、Melanoma（Ⅱ）
	MSB0010718C	MKGAY	Solid Tumors（Ⅰ）
	AUR-012	Pierre Fabre Med.	Preclinical
	STI-A1010	SRNE	Preclinical
CTLA-4	Tremellmumab	阿斯利康	Mesothelioma（Ⅰ）
OX40	Anti-OX40	阿斯利康	Prostate Cancer（Ⅰ）
LAG3	BMS-986016	百时美施贵宝	Preclinical

数据来源：BioMedTracker。

国内还没有免疫检查点抑制剂的上市品种，上海君实的PD-1抗体于2015年1月开始申请临床试验，其他相关产品的研发尚在临床前阶段，如表1-1-4所示。

表1-1-4 国内企业免疫检查点抑制剂药物研发情况

分类	公司名称	在研产品	临床试验申请时间
免疫检验点单抗	上海君实	重组人源化抗PD-1单克隆抗体注射液	2015.1.19
	中美华世通	抗人PD-1单抗抑制剂的临床前及临床研究	临床前
	中山康方	用于肿瘤治疗的抗CTLA4/PD1双功能人源化抗体	临床前
	四川大学	抗PD-1新型抗体治疗肿瘤的临床前研究	临床前
	复旦大学	PD-1/c-MET	临床前
	百济神州	PD-1、PD-L1	临床前

（5）过继免疫细胞治疗

如图1-1-8所示，从一项2013年底对北京、上海、江苏、广东等12省市的150家开展免疫细胞治疗服务的医院的调查报告来看，CIK法开展率为100%，其次是DC-CIK与DC法，全年总计治疗患者54094例；其中，开展CIK与DC-CIK法的医院有很大一部分选择了与企业合作。同时，该调查报告还显示CIK、DC、DC-CIK这三种治疗方式进入医保的比例较大，有近一半的医院将其纳入医保体系。

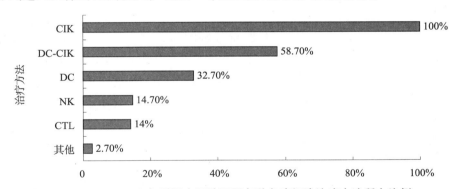

图1-1-8 2013年受调查医院开展各种免疫细胞治疗方法所占比例

数据来源：CNKI。

特异性免疫细胞治疗主要有TCR与CAR-T细胞治疗两种。这两种治疗技术均用到基因工程技术，即通过基因工程技术将肿瘤特定抗原的受体导入T细胞表面，使得改造后的T细胞具有识别肿瘤细胞能力。

各种免疫细胞治疗比较如表1-1-5所示。

表1－1－5　各种免疫细胞治疗比较

种类	适应症	代表公司
非特异性免疫细胞治疗	广泛	国内多家公司与医院
TCR	黑色素瘤、直肠癌、滑膜肉瘤等	Kite Pharma、Adapimmune
CAR－T	淋巴瘤、白血病	诺华、Kite Pharma、Juno Therapeutics

数据来源：Wind。

Juno为科研驱动型CAR－T肿瘤免疫疗法的龙头企业，2015年该公司至少有5个针对肿瘤多靶点蛋白的候选产品Ⅰ期临床试验，如JCAR015、JCAR014和JCAR017，未来将开展更多针对实体瘤的临床试验工作。Juno在研产品情况如表1－1－6所示。Juno在研产品覆盖CAR－T和TCR－T，包括针对CD19、WT1、CD22和L1－CAM的TCR或CAR。其中用于复发性或难治性B细胞急性淋巴细胞白血病治疗的在研产品JCAR015在2014年得到了FDA的突破性疗法认定。另外，公司正在推出两种下一代CAR－T技术，即在肿瘤细胞上或肿瘤微环境内抑制或增强T细胞激活信号——双特异性CAR技术和"装甲"CAR技术。

表1－1－6　Juno在研产品情况

靶点	产品名	临床试验编号	临床试验适应症及阶段
CD19	JCAR015	NCT01044069	前体B细胞急性淋巴细胞白血病（B－ALL）
CD19	JCAR015	NCT01840566	自体干细胞移植后CAR－T治疗复发/难治B细胞非霍奇金淋巴瘤（NHL）；Ⅰ期临床试验
CD19	JCAR015	NCT02535364	多中心实验验证CAR－T治疗复发/难治急性淋巴细胞白血病（ALL）的有效性和安全性；Ⅱ期临床试验
CD19	JCAR017	NCT02028455	针对儿童和年轻人治疗复发/难治性CD19＋白血病
CD19	JCAR014	NCT01865617	实验室治疗复发或难治性慢性淋巴细胞白血病，非霍奇金淋巴瘤、急性淋巴细胞白血病
WT－1	JTCR016	NCT01640301	造血干细胞移植后的过继免疫治疗高风险或复发AML，MDS或者CML；Ⅰ/Ⅱ期临床试验
WT－1	JCTR016	NCT02408016	在WT－1＋非小细胞肺癌和间皮瘤中，评价过继免疫细胞治疗效果；Ⅰ/Ⅱ期临床试验
CD22	JCAR018	NCT02315612	儿童和年轻人复发性或难治性CD22＋B细胞恶性肿瘤的剂量研究；Ⅰ期临床试验
L1－CAM	JCAR023	NCT02311621	治疗复发/难治性神经母细胞瘤的安全性研究；Ⅰ期临床试验

数据来源：Juno官网。

Kite 公司专注于自体免疫细胞治疗工作，公司在研产品包括 3 种 CAR - T 和 6 种
TCR - T 产品，目前 CD19 CAR 和 KTE - C19 进展最快，分别处于临床 Ⅱ/Ⅲ 期和 Ⅰ 期。
重磅产品 KTE - C19 若后续临床结果理想，未来单品销售有望突破 10 亿美元。

另外，诺华也与美国宾夕法尼亚大学合作，将研发并商业化 CAR - T 免疫疗法。CAR -
T -19 正在进行临床试验，CTL -019 于 2014 年 7 月获 FDA 突破性治疗药物资格。

1.1.3　国内肿瘤免疫治疗产业情况

我国细胞免疫治疗目前还在以"第三类医疗技术"的名义进行，2014 年 3 月 18
日，国家卫生和计划生育委员会在启动重大新药创制科技重大专项 2015 年度课题申报
工作的通知中，明确将 PD - 1、PD - L1 和 CTLA - 4 列为肿瘤免疫重要新靶点。

国内企业在肿瘤免疫治疗方面起步较晚，技术与国外巨头尚有较大差距。国内企
业在肿瘤免疫治疗领域的研发生产情况如表 1 - 1 - 7 所示。很多企业和医院主要进行
传统免疫细胞回输治疗，而在免疫检查点抑制剂、CAR - T 等热点技术上没有上市产
品。国内具有一定实力的肿瘤免疫治疗企业包括：安科生物、北陆药业、香雪制药、
海欣股份、姚记扑克等。例如，安科生物与 CAR - T 细胞治疗企业博生吉合资成立新
公司，技术覆盖 CAR - T、CAR - NK、NK、CTL、TCM 细胞治疗等领域，公司成为国
内唯一一家 CAR - T 治疗企业。北陆药业子公司中美康士为肿瘤免疫治疗的行业龙头，
产品包括 CIK、DC 瘤苗、DC - CIK、CTL 细胞，技术储备包括 NK 细胞、TIL 细胞、多
靶点 CTL 细胞、微移植、CAR - T、PD - 1 抗体等。

表 1 - 1 - 7　国内企业在肿瘤免疫治疗领域的研发生产情况

公司名	涉足领域及竞争力	具体布局情况
安科生物	免疫细胞治疗 ★★★★★	参股苏州博生吉医药科技有限公司，博生吉技术覆盖 CAR - T、CAR - NK、NK、CTL、TCM 细胞治疗等领域
北陆药业	免疫细胞治疗 ★★★★☆	参股中美康士 51% 股权，中美康士是国内最早一批从事免疫细胞治疗的公司，目前产品主要包括 CIK、DC 瘤苗、DC - CIK、CTL 细胞，技术储备包括 NK 细胞、TIL 细胞、多靶点 CTL 细胞、微移植、CAR - T、PD - 1 抗体等
莱美药业	免疫细胞治疗 ★★★★☆	与美国 Argos 签订许可经营协议，获得 AGS - 003（肿瘤抗原刺激活化的 DC 细胞）在中国内地及港澳台地区生产、开发和商业化运作权利
新开源	免疫治疗诊断 ★★★★	收购武汉呵尔医疗、长沙三济生物和上海晶能生物三家企业 100% 股权，战略转型医疗服务大健康产业，提前布局肿瘤精准治疗市场
银河投资	免疫细胞治疗 ★★★★	参股江苏得康生物 60% 股权，得康生物主营 DC、CIK、DC - CIK、CIK、NK、T 细胞治疗；参股南京生物 90% 股权，南京生物主营模式动物模型研发和生产，可提供 PD - 1 和 CTLA - 4 敲除小鼠

续表

公司名	涉足领域及竞争力	具体布局情况
海欣股份	免疫细胞治疗 ★★★☆	控股子公司海欣生物技术与上海第二军医大学研发的"抗原致敏的人树突状细胞"（APDC）
姚记扑克	免疫细胞治疗 ★★★	参股上海细胞治疗工程技术研究中心22%股权，业务覆盖细胞治疗、细胞冻存、基因检测、医疗大数据等，细胞治疗方面开展DC、DC－CTL、TIL临床治疗，开发了hiCAR－T、PNA－T和PIK－T等细胞治疗技术
香雪制药	免疫细胞治疗 ★★★	与国家千人计划特聘专家、中科院广州生物医药与健康研究院研究员、国家呼吸病重点实验室教授李懿博士共同创立香雪生命科学研究中心（XLifSc），同时与解放军第458医院合作建立特异性T细胞治疗新技术临床研究中心，合作TCR－T
双鹭药业	免疫细胞治疗 ★★★	子公司辽宁迈迪生物51%股权，公司主营体外诊断试剂并提供免疫细胞治疗相关业务，技术涉及CIK、DC、NIK、CTL、免疫细胞生物治疗技术已获得专利，累计为4万余人次肿瘤患者提供治疗

1.2 肿瘤免疫治疗技术发展

1.2.1 肿瘤免疫治疗技术概述

肿瘤，又称为癌症，是机体在各种致瘤因素作用下，局部组织的细胞异常增生而形成的新生物，肿瘤细胞具有异常的形态、代谢和功能，生长旺盛，常呈持续性不受机体控制的生长，最终破坏机体各器官的正常功能从而导致机体死亡。2015年全球癌症统计数据显示，2012年全球新增1410万新发肿瘤患者，有820万肿瘤患者死亡。

肿瘤免疫治疗，是指在治疗过程中直接或者间接利用人体免疫系统对肿瘤患者进行有效治疗的方法，包括药物免疫治疗与细胞免疫治疗。传统免疫治疗既有对免疫系统的一般刺激作用，包括使用细胞因子和免疫调节剂，也有免疫细胞疗法，如LAK、CIK等细胞治疗，但治疗效果尚不尽如人意。随着越来越多的肿瘤细胞表面抗原以及人体T细胞表面受体被逐步发现与认识，肿瘤免疫治疗为攻克肿瘤提供了新的希望。自2010年第一个抗肿瘤疫苗问世之后，肿瘤免疫治疗发展明显提速。

国内肿瘤非特异性和特异性免疫治疗分类情况分别如表1－2－1和表1－2－2所示。

表 1 - 2 - 1　肿瘤非特异性免疫治疗分类

治疗药物/方法	代表药物	适应症	治疗靶点
早期辅助性（非特异性）肿瘤免疫治疗			
细胞因子类	重组白细胞介素 - 2	刺激免疫细胞增殖和分化，用于各种肿瘤治疗辅助用药	多种免疫细胞IL - 2受体
	重组人粒细胞集落刺激因子（G - CSF）	促进中粒细胞增生，辅助肿瘤化疗	多个 G - CSF 受体
多肽类抗肿瘤免疫调节剂	胸腺肽、胸腺五肽、胸腺肽 α1	诱导 T 细胞分化、发育，提高 T 细胞对抗原反应，用于各类肿瘤的辅助治疗	T 细胞
中药抗肿瘤免疫调节剂	康艾、参芪扶正、艾迪	对各种肿瘤起到治疗与辅助治疗作用	多机理
早期非特异性免疫细胞治疗			
LAK、CIK 等免疫细胞治疗	—	广谱抗肿瘤	无明确靶点

表 1 - 2 - 2　肿瘤特异性免疫治疗分类

治疗药物/方法	代表药物	适应症	治疗靶点
最新特异性药物免疫治疗			
肿瘤疫苗	Sipuleucel - T（Provenge ®）	前列腺癌	前列腺酸性磷酸酶受体
免疫检查点抑制剂	Ipilimumab（Yervoy ®）	黑色素瘤	CTLA - 4
	Pembrolizumab（Keytruda ®）	黑色素瘤	PD - 1
	Nivolumab（Opadivo ®）	黑色素瘤、非小细胞肺癌	PD - 1
	Lambrolizumab	黑色素瘤	PD - 1
最新特异性细胞免疫治疗			
TCR 细胞治疗	—	黑色素瘤、肝癌、乳腺癌等	肿瘤细胞表面MHC
CAR - T 细胞治疗	—	急性淋巴细胞白血病	CD19

肿瘤免疫治疗绝大多数是通过 T 细胞发挥抗肿瘤作用。从传统细胞因子、多肽类药物到最新的免疫检查点抑制剂与 CAR – T 细胞治疗均是间接或者直接激活人体 T 细胞来清除肿瘤细胞。免疫检查点抑制剂与 CAR – T 细胞治疗充分利用了 T 细胞强大的免疫能力，对肿瘤细胞进行精准的免疫应答。

1.2.2 肿瘤免疫治疗各技术分支

（1）细胞因子

细胞因子是由免疫细胞及组织细胞分泌的在细胞间发挥相互调控作用的一类小分子可溶性多肽蛋白，通过结合相应受体调节细胞生长分化和效应，调控免疫应答。常见的细胞因子有白细胞介素、集落刺激因子、干扰素和肿瘤坏死因子。例如 TNF – α 和 LT 可直接杀伤肿瘤细胞，IFN – γ 和 IL – 4 可抑制多种肿瘤细胞生长；IL – 2、IL – 15、IL – 1、IFN – γ 等可诱导 CTL 细胞和 NK 细胞杀伤活性；IFN – γ 可诱导肿瘤细胞表达 MHC Ⅰ类和Ⅱ类分子，增强机体对肿瘤细胞的免疫应答。

具体来说，IFN – α、IFN – β 主要通过抑制肿瘤细胞增殖和分化，促进部分恶性细胞表型的逆转发挥抗肿瘤作用。IFN – γ 则可促进 MHC I 类分子的表达，增强肿瘤靶细胞对 CTL 杀伤的敏感性，增强 NK 细胞活性等，通过免疫调节发挥抗肿瘤作用。在抗肿瘤中运用较为广泛的是白介素 – 2（IL – 2），IL – 2 为 T 细胞分化增殖所需的调控因子，对 B 细胞、NK 细胞、抗体依赖性杀伤细胞和淋巴因子激活的杀伤（LAK）细胞均可促进其分化增殖。肿瘤坏死因子 TNF 可以直接参与杀伤或抑制肿瘤细胞，其与相应受体结合后向细胞内移，被靶细胞溶酶体提取，导致溶酶体稳定性降低，各种酶外泄，引起细胞溶解。TNF 也可以调节机体免疫功能，促进 T 细胞及其他杀伤细胞对肿瘤细胞的杀伤。TNF 还可以作用于血管内皮细胞，损伤内皮细胞或导致血管功能紊乱，使血管损伤和血栓形成，造成肿瘤组织的局部血流阻断而发生出血、缺氧坏死。

（2）多肽类药物

多肽类抗肿瘤免疫药物主要是指胸腺肽类药物，对人体免疫系统具有明显促进作用。胸腺肽系列药物主要有胸腺肽、胸腺五肽及胸腺肽 $\alpha1$ 三种。胸腺五肽能够明显诱导 T 细胞分化、增强巨噬细胞的吞噬功能，可以显著提高机体的免疫能力。胸腺肽 $\alpha1$ 主要作用于 T 淋巴细胞分化、发育及成熟的各个阶段，从而调节细胞免疫功能，增强机体防病和抗病能力。

（3）中药

中药是国内药物免疫治疗重要组成部分，通过免疫作用发挥抗肿瘤机制的中成药主要包括参芪扶正注射液、康艾注射液和艾迪注射液，主要作用机制为增强机体免疫功能、抑制肿瘤血管生成和诱导肿瘤细胞凋亡。但中药抗肿瘤作用较弱。

（4）免疫检查点抑制剂

免疫检查点可以简单定义为 T 细胞表面抑制其激活并参与免疫反应的信号通路。T 细胞作为核心的执行者，首先被 T 细胞受体介导的抗原识别信号激活，同时众多的共刺激信号和共抑制信号精细调节 T 细胞反应的强度和质量，这些抑制信号即为免疫检查点。免疫检查点存在的作用是一方面参与维持对自身抗原的免疫耐受，避免自身免疫性疾病，另一方面避免免疫反应的过度激活对组织造成的损伤。肿瘤细胞可以通过免疫检查点，抑制 T 细胞激活，从而逃避免疫杀伤。针对免疫检查点的阻断是增强 T 细胞激活的有效策略之一，也是近些年抗肿瘤药物开发最热门靶点。PD－1 则是目前使用最多的抑制剂开发靶点，除此之外还有 CTLA－4、TIM－3、LAG－3 等位点。T 细胞免疫检查点的信号系统如图 1－2－1 所示。

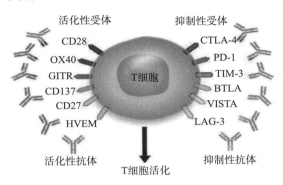

图 1－2－1　T 细胞免疫检查点的信号系统

　　PD－1 是一种细胞膜蛋白受体，主要在激活的 T 细胞和 B 细胞中表达，功能是抑制 T 细胞的激活，这是免疫系统的一种正常的自稳机制。肿瘤细胞会高表达 PD－1 的配体 PD－L1 和 PD－L2，导致肿瘤微环境中 PD－1 信号通路持续激活，T 细胞功能被抑制，无法杀伤肿瘤细胞。PD－1 的抗体可以阻断这一通路，部分恢复 T 细胞的功能。

　　（5）免疫细胞治疗

　　过继细胞免疫治疗（Adoptive Cell Therapy，ACT）是指通过对自体免疫细胞进行体外激活和扩增，然后将其重新输回肿瘤患者体内，并辅以合适的生长因子，促使其发挥杀伤、杀死肿瘤细胞的功能。目前，过继细胞免疫治疗已经成为肿瘤免疫治疗的主要方式之一。ACT 主要包括非特异性疗法 LAK、CIK、DC、NK 和特异性疗法 TIL、TCR－T、CAR－T。

　　CIK 细胞（Cytokine Induced Killer，细胞因子诱导的杀伤细胞）是单个核细胞在 CD3 单抗和多种细胞因子（包括 IFN－γ、IL－2 等）的作用下培养获得的一群以 CD3＋、CD56＋细胞为主要效应细胞的异质细胞群，既具有 T 细胞强大的抗肿瘤活性，又具有 NK 细胞的非 MHC（主要组织相容性抗原）限制性肿瘤杀伤能力，因此又被称为 NKT。人体外周血、脾脏、淋巴结及肿瘤间质浸润的淋巴细胞，经严格的分离、筛选、诱导培养均可成为具有免疫活性的 CIK 细胞。CIK 细胞是有选择性地直接或间接杀伤肿瘤细胞，但不会杀伤正常组织细胞。

　　DC－CIK 细胞治疗是指利用 DC 和细胞因子诱导的杀伤细胞（CIK 细胞）两种细胞联合治疗肿瘤。将 DC 和 CIK 细胞结合起来，培养双克隆免疫细胞，具备更强大的抗肿瘤特性，能清除体内不同部位的微小残留病灶，防止肿瘤复发与转移。

　　NK 细胞是自然杀伤性细胞，是人体免疫系统的第一道防线，与机体的抗肿瘤和免疫调节功能密切相关，能广泛识别、迅速溶解、杀伤、摧毁癌细胞，对肿瘤转移和复发的元凶——肿瘤干细胞具有显著的杀伤作用。NK 细胞对肿瘤的天然杀伤活性既不需要预先由抗原致敏，也不需要抗体参与，且无 MHC 限制。NK 细胞通过产生大量的细胞因子，调节巨噬细胞、DC 细胞、T 细胞、B 细胞及内皮细胞等细胞的免疫活性，释放穿孔素、颗粒酶，穿孔素在肿瘤细胞表面穿孔，然后使颗粒酶进入肿瘤细胞内诱导其凋亡等机制杀伤肿瘤细胞。

LAK（Lymphokine – Activated Killer）细胞即淋巴因子激活的杀伤细胞，是一种外周血淋巴细胞在体外经淋巴因子白介素 – 2（IL – 2）激活 3 ~ 5 天而扩增为具有广谱抗肿瘤作用的杀伤细胞。LAK 有广谱抗肿瘤作用，且 LAK 与 IL – 2 合用比单用 IL – 2 效果好。LAK 细胞杀伤肿瘤的机制主要包括通过肿瘤表面的细胞分子识别并直接杀灭肿瘤细胞、IFN – γ、TNF – α 等细胞因子间接杀伤肿瘤细胞。

TCR – T 疗法是将患者体内的普通 T 细胞分离出来，利用基因工程技术引入新的基因，使转基因 T 细胞表达能够识别癌细胞的 TCR，回输到患者体内从而杀死肿瘤细胞的治疗方法。TCR 是 T 细胞表面的特异性受体，与 CD3 结合形成 TCR – CD3 复合物，通过识别并结合 MHC 呈递的抗原从而激活 T 细胞，促进 T 细胞的分裂与分化。TCR – T 细胞治疗的优点是可以获得各类肿瘤抗原特异性受体从而治疗各种肿瘤，缺点是会攻击带有与肿瘤相同抗原的正常细胞，并且插入的 TCR 与体内 MHC 特异性结合难度大，导致实际肿瘤特异性结合能力不强，在临床应用中还需要进一步改进。

CAR – T（Chimeric Antigen Receptor T – cell Immunotherapy）即嵌合抗原受体 T 细胞，其经历了三代，技术发展过程如图 1 – 2 – 2 所示。第一代 CAR – T 由识别肿瘤表面抗原的单链抗体（single chain Fragment variable，scFv）和免疫受体酪氨酸活化基序（Immunoreceptor Tyrosine – based Activation Motifs，ITAM，通常为 CD3 – ζ 和 FcεRIγ）组成。只能引起短暂的 T 细胞增殖和较低的细胞因子分泌，不能提供长时间的 T 细胞扩增信号和持续的体内抗肿瘤效应。第二代、第三代 CAR – T 引入了共刺激分子信号序列（Costimulatory Molecule，CM），旨在提高 T 细胞的细胞毒活性、增殖性与存活时间，促进细胞因子的释放。

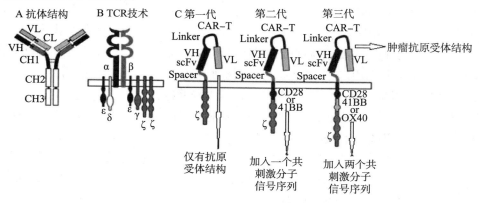

图 1 – 2 – 2　三代 CAR – T 技术发展过程

（6）肿瘤疫苗

肿瘤疫苗即是利用肿瘤细胞或肿瘤抗原物质诱导机体的特异性细胞免疫和体液免疫反应，以调节机体免疫功能，达到治疗肿瘤的目的。当前研发的肿瘤疫苗以治疗性为主，通过特异激活机体的体液和细胞免疫，杀伤肿瘤细胞，其优势在于一旦获得成功，可以产生长期的免疫记忆细胞，消除肿瘤微小残留病和减少复发。肿瘤抗原的形式包括蛋白、多肽、质粒 DNA 或病毒编码产物（病毒也有直接的溶瘤作用），特异性的抗体也可以作为某些 B 细胞恶性肿瘤的疫苗。第一代疫苗为肿瘤组织或细胞提取液加佐剂。第二代疫苗为基因修饰肿瘤细胞，抗原提呈细胞或重组的肿瘤抗原。

HPV 由于与宫颈癌发生直接相关，因此预防 HPV 病毒感染的疫苗可以作为预防宫颈癌的疫苗使用。

DC 疫苗在肿瘤免疫治疗的临床研究中取得了突破性的进展，并已成为肿瘤免疫治疗疫苗领域的研究热点。肿瘤抗原必须经过抗原呈递细胞（APC）提呈才能激活初始 T 细胞，产生免疫应答。DC 作为高效的专职性 APC，在肿瘤免疫治疗中发挥重要作用。DC 通过表面丰富的 MHC Ⅰ、Ⅱ类分子提呈大量肿瘤抗原肽，提供高水平的 B7 – 1、B7 – 2、CD40 共刺激因子，充分激活 T 细胞，与 T 细胞结合，分泌大量 IL – 12，主导 TH1 应答，从而清除肿瘤，分泌趋化因子，转移性趋化初始型 T 细胞，促进 T 细胞富集，增强 T 细胞激活。DC 细胞治疗采用的是肿瘤患者自身的单个核细胞在体外增殖、培养、诱导生成 DC，然后让 DC 负载相应的肿瘤抗原，经严格筛选后制备成负载肿瘤抗原的 DC，然后将这些 DC 回输到患者体内，刺激、激活人体内的天然抗肿瘤系统。DC 疫苗抗肿瘤作用机制如图 1 – 2 – 3 所示。

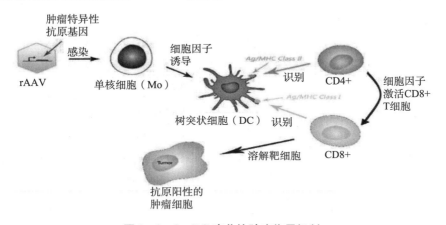

图 1 – 2 – 3 DC 疫苗抗肿瘤作用机制

1.3　研究对象和方法

1.3.1　技术分解

本书对肿瘤免疫疗法进行了技术分解，如表 1 - 3 - 1 所示。其中二级技术分支包括 4 个：免疫调节剂、肿瘤疫苗、过继细胞免疫疗法和抗体。

表 1 - 3 - 1　肿瘤免疫疗法技术分解

一级技术分支	二级技术分支	三级技术分支
肿瘤免疫疗法	免疫调节剂	细菌、真菌和高级植物类
		化学类免疫增强剂
		免疫系统产物
	肿瘤疫苗	肿瘤细胞疫苗
		肿瘤抗原疫苗
		肿瘤 DNA 疫苗
		DC 疫苗
		抗独特型疫苗
	过继细胞免疫疗法	因子刺激的杀伤细胞
		自然杀伤细胞（NK/NKT）
		细胞毒性 T 细胞（CTL）
		肿瘤浸润性淋巴细胞治疗（TIL）
		T 细胞受体治疗（TCR）
		嵌合抗原受体治疗（CAR - T）
		去除抑制性免疫细胞
	抗体	靶向免疫细胞
		靶向肿瘤微环境
		靶向肿瘤细胞

1.3.2　数据检索

（1）专利文献

本研究的专利数据检索截止时间为 2016 年 4 月 30 日。

其中全球专利来自 WPI 数据库（德温特世界专利索引数据库），中国专利来自 CNABS 数据库（中文专利文摘数据库），中文法律状态数据来自 CNPAT 数据库。

（2）非专利文献来源

中文文献来自 CNKI（中国知识资源总库）系列数据库、百度搜索引擎；外文文献来自 Google 搜索引擎、ISI WEB OF KNOWLEDGE。

1.3.3　相关事项和约定

（1）对专利"件"和"项"数的约定

本书的全球专利数据主要是在 WPI 数据库中检索得到。在 WPI 数据库中，将同一项发明创造在多个国家申请而产生的一组内容相同或基本相同的系列专利申请称为同族专利，而一组同族专利视为一项专利申请；而单独的专利以件计数。本书中部分内容涉及某一件专利的同族数，由于不同的数据库中同族专利的集合存在差异，本书中同族专利的数量主要参考 WPI 数据库中同族专利的数量。

而对于同族专利中在各个国家或地区的专利申请，主要采用单独的专利单独以件计数的方法来统计数量。

（2）主要申请人名称约定

由于在 CNABS 数据库和 WPI 数据库中，可能存在同一申请人有多种不同的表述的情况，或者同一申请人在多个国家或地区拥有多家子公司以及公司收购的情况，为了正确统计各申请人实际拥有的专利申请量与专利权数量，本节对 CNABS 数据库和 WPI 数据库中出现的主要申请人进行同一约定，并且在研究中均使用标准化后的申请人名称。申请人的名称约定见附录。

第 2 章　肿瘤免疫疗法专利申请全景分析

肿瘤免疫治疗，有望成为继手术、化疗、放疗后肿瘤治疗领域的一场革新，免疫疗法正让癌症治疗"进入新时代"。本章将对肿瘤免疫治疗领域专利申请的总体情况进行分析，进而了解肿瘤免疫疗法的发展趋势和发展特点。分析主要基于 WPI 数据库和 CNABS 数据库中的数据。

2.1　全球专利分析

根据 WPI 数据库的统计结果，截止到 2016 年 4 月 30 日，世界范围内公开的免疫疗法相关专利申请共计 72343 项。本节以全球范围内肿瘤免疫疗法的专利申请总量为基础，通过数量的统计分析来研究全球肿瘤免疫疗法的发展趋势和发展特点，包括从申请量变化趋势、申请的来源地和专利布局目的地分布，主要申请人，以及技术分布等方面进行分析比较。

2.1.1　全球申请量先快速增长后稳定发展，蓄势待发

最早的肿瘤免疫疗法的研究和应用始于 1890 年，美国的外科医生威廉·科莱证明细菌产物（Coley 毒素）对癌症有疗效。随着放疗、化疗及手术等治疗方法的出现，肿瘤免疫疗法一度沉寂，直到 20 世纪 90 年代，随着 1992 年美国 FDA 正式通过将生物免疫疗法视为癌症基本疗法之一的议题，以及 1996 年艾里逊发现 CTLA – 4 抗体可消除小鼠肿瘤，肿瘤免疫疗法重新被重视起来。

在近 20 年来，肿瘤免疫疗法总体发展较为快速。从申请量的历年变化趋势看，肿瘤免疫疗法全球专利申请自 1995 年开始处于快速增长时期，从 1995 年开始的 866 项的年申请量到 2001 年达到顶峰的 4262 项的年申请量，年申请量增长了近 500%，显示了肿瘤免疫疗法的迅猛发展。2001 年之后，肿瘤免疫疗法全球专利申请量基本维持在这个较高的水平上，处于平稳发展时期。2013 年，在肿瘤免疫治疗领先 CRISPR 基因编辑技术被《科学》杂志列为年度十大科学突破榜首的同时，肿瘤免疫疗法的申请量相对 2010～2012 年也有所提升，鉴于 2014 年有少量、2015 年有大量申请尚未公布，我们有理由相信，肿瘤免疫疗法经过 21 世纪初十几年的平稳发展，很可能自 2013 年起迎来又一个快速发展期。肿瘤免疫疗法全球专利历年申请量及年度变化趋势分别如表 2 – 1 – 1 和图 2 – 1 – 1 所示。

表 2 - 1 - 1　肿瘤免疫疗法全球专利历年申请量

申请年份	全球申请量/项	申请年份	全球申请量/项
1995	866	2006	3563
1996	1067	2007	3641
1997	1561	2008	4089
1998	2137	2009	3970
1999	2411	2010	3819
2000	3144	2011	3885
2001	4262	2012	3807
2002	3746	2013	4057
2003	3838	2014	3900
2004	3696	2015	1329
2005	3465	—	—

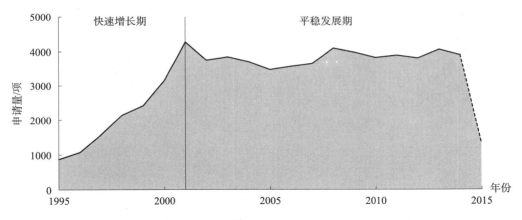

图 2 - 1 - 1　肿瘤免疫疗法全球专利申请量年度变化趋势

　　因此从总体上看, 肿瘤免疫疗法技术在经过了 20 世纪末基因工程技术的快速发展后仍保持了热度不减, 在肿瘤仍然威胁着人们健康的情况下, 随着对肿瘤发病机制和免疫机制的不断探索, 相信肿瘤免疫疗法仍将保持稳定发展的趋势, 并且可能随着未来关键技术的突破而再次快速发展。

2.1.2　美国技术实力遥遥领先, 中国奋起直追

　　在各个国家或地区中, 美国申请人的申请量最为突出, 在总共 72343 项专利申请中, 有 40571 项是来自美国的申请, 占比超过 1/2; 而在更为重要的 43569 项 PCT 申请中, 有 29477 项来自美国, 占比超过 2/3。这反映出美国在该领域具有较大的研发优势。来自欧洲、中国、日本、韩国的专利申请分别排在第 2~5 位, 占比分别为 16%、

11%、9%和3%，而来自其他国家或地区的申请量仅占比6%，这表明欧洲、中国、日本、韩国也具有一定的研发实力，而其他国家或地区在肿瘤免疫疗法技术的研发和专利申请上与前5位的国家或地区相比差距明显。肿瘤免疫疗法全球专利申请来源国家或地区申请量及PCT申请量与占比分别如表2-1-2和图2-1-2所示。

表2-1-2　肿瘤免疫疗法全球专利各来源国家或地区申请量及PCT申请量

来源国家或地区	申请量/项	PCT 申请量/项
美国	40571	29477
欧洲	11286	7672
中国	9707	363
日本	6609	2622
韩国	1832	542
其他	2338	2893
合计	72343	43569

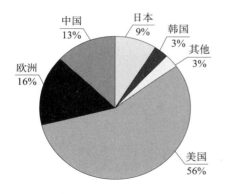 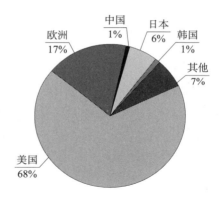

图2-1-2　肿瘤免疫疗法全球专利申请各来源国家或地区申请量（左）及PCT申请量（右）份额

　　近年来，中国来源的申请量增速迅猛，继年度申请量2007年超过日本、2009年超过欧洲后逐渐逼近美国，这表明我国近年来在肿瘤免疫治疗领域的研发和专利申请均十分活跃。肿瘤免疫疗法全球专利申请主要来源国家或地区年度申请量及变化趋势分别如表2-1-3和图2-1-3所示。

表2-1-3　肿瘤免疫疗法全球专利申请主要来源国家或地区年度申请量　　单位：项

年份	美国	欧洲	中国	日本	韩国
1995	516	162	44	73	3
1996	672	204	36	67	2
1997	1051	250	42	124	2
1998	1393	338	68	165	7

续表

年份	美国	欧洲	中国	日本	韩国
1999	1584	445	63	189	12
2000	2062	554	116	244	21
2001	2877	672	170	304	40
2002	2397	620	151	360	43
2003	2247	680	207	416	68
2004	2120	673	214	397	59
2005	1864	632	282	427	70
2006	1957	587	307	402	87
2007	1939	644	394	313	127
2008	2179	662	515	315	160
2009	2292	434	539	255	237
2010	2071	526	587	227	200
2011	2028	520	767	224	144
2012	1936	455	835	180	165
2013	2002	413	997	169	198
2014	1833	448	1156	139	149
2015	687	164	353	43	30

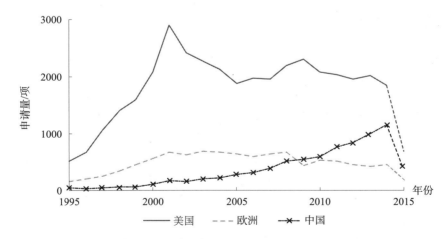

图 2 - 1 - 3　肿瘤免疫疗法全球专利主要来源国家或地区年度申请量变化趋势

　　虽然来自我国的专利申请量以 11% 的占比位居第 3 位，位于美国、欧洲之后，反映出我国申请人在肿瘤免疫治疗领域具有一定的实力，但与美国的占比 56% 相比仍存在不小差距，特别是，来自中国的 PCT 申请量仅占 1%，表明我国申请人在肿瘤免疫治疗领域的专利申请主要集中在国内。

2.1.3 美国、欧洲、日本、澳大利亚、中国是主要目标市场，中国申请人较少开发海外市场

在各个国家或地区中，在美国的申请量最为突出，有49151项专利申请选择在美国进行申请。这反映出肿瘤免疫疗法研究者对美国市场的重视。除美国之外，在欧洲、日本、澳大利亚、中国、加拿大、韩国的专利申请量分别排在第2～7位，均有超过10000项以上的专利申请选择在这些国家或地区申请，表明这些国家或地区也是肿瘤免疫疗法的重要目标市场。其中，有21732项专利申请选择在我国进行申请，位居第5位，与前4位的差距并不大，这在一定程度上表明了申请人对我国这个巨大的新兴市场的重视，同时如此高的申请量可能带来的专利风险也值得我国肿瘤免疫疗法产业加以重视。肿瘤免疫疗法全球专利申请主要目的国家或地区如图2-1-4所示。

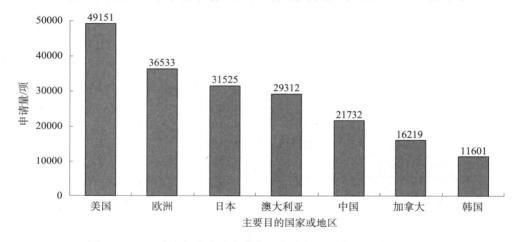

图2-1-4 肿瘤免疫疗法全球专利申请主要目的国家或地区分布

在主要来源国家或地区的专利申请中，在本国或本地区的申请量均为最大，表明这些国家或地区的申请人均将本国或本地区的市场放在首位。此外，美国、欧洲均有较大比例的海外申请量，日本、韩国也有一定比例的海外申请量，表明它们对海外市场较为重视，而中国申请人则把申请的重点集中在国内，较少开发海外市场。肿瘤免疫疗法全球专利申请主要来源国家或地区市场布局及分析分别如表2-1-4和图2-1-5（见文前彩色插图第1页）所示。

表2-1-4 肿瘤免疫疗法全球专利申请主要来源国家或地区市场布局　　单位：项

来源地	美国	欧洲	中国	日本	韩国
美国	33612	23092	7625	17930	6492
欧洲	6612	9726	4408	6147	2313
中国	308	268	9707	237	118
日本	2240	2471	1357	6636	928
韩国	561	303	284	300	1814

2.1.4 肿瘤抗体疗法分支研发火热，细胞免疫疗法分支起步晚潜力大

在肿瘤免疫疗法领域，抗体由于其用途的广泛性和其作用的精准性，一直是肿瘤免疫疗法领域的热点，肿瘤抗体疗法分支的专利申请量最多，达到了40787项，20世纪末以来，随着免疫检查点技术的发展，用于打破肿瘤对抗免疫系统的免疫检查点CTLA4通路抗体药物Ipilimumab和PD－1/PD－L1通路抗体药物Nivolumab、Pembrolizumab等相继上市且疗效得到认可，使得抗体领域的研发愈加火热。免疫调节剂种类繁多，在各种肿瘤免疫疗法中均可能涉及，肿瘤免疫调节剂分支的专利申请量以33177项排在第2位，紧随抗体分支。疫苗用于肿瘤免疫疗法具有一定局限性，成功上市的前列腺癌疫苗Provenge效果和销售欠佳，HPV疫苗由于其抗病毒的抗癌机制无法推广到其他肿瘤。肿瘤疫苗以17753项专利申请在肿瘤免疫疗法领域排在第3位，不足抗体分支的一半。细胞免疫疗法这一技术分支主要涉及免疫细胞体外激活和扩增后的自体或异体回输，是近年来新兴的肿瘤免疫疗法。特异性CAR－T细胞疗法是目前的研发热点，虽然申请量较少，但其具有较好的发展前景，有望成为免疫检查点之外的另一个突破方向。全球肿瘤免疫疗法专利申请各技术分支申请量对比情况如图2－1－6所示。

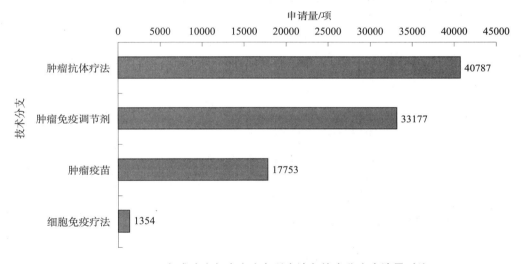

图2－1－6　全球肿瘤免疫疗法专利申请各技术分支申请量对比

2.1.5 以罗氏为首的跨国公司领跑，研发垄断度不高

全球专利申请量前10位的申请人中除位列第5位的美国卫生与人类服务部和位列第7位的加州大学外，其余8家均是企业，可见肿瘤免疫疗法在产业上具有良好的应用。其中罗氏（收购了基因泰克、中外制药）、默沙东和葛兰素史克，以超过1000项的专利申请量位列三甲，显示了在该领域雄厚的实力。同时，这十大申请人都申请了超过其申请量50%以上的PCT申请，可见其专利申请的重要程度以及对其他国家或地区市场的重视程度。全球肿瘤免疫疗法前10位专利申请人申请量及排名分别如

表2-1-5和图2-1-7所示。

表2-1-5 全球肿瘤免疫疗法前10位专利申请人申请量、PCT申请量

申请量排名	申请人	申请量/项	PCT申请量/项
1	罗氏	1933	1321
2	默沙东	1186	992
3	葛兰素史克	1106	872
4	诺华	953	820
5	美国卫生与人类服务部	837	633
6	武田制药	802	593
7	加州大学	801	630
8	因赛特	789	579
9	辉瑞	777	551
10	百时美施贵宝	775	566

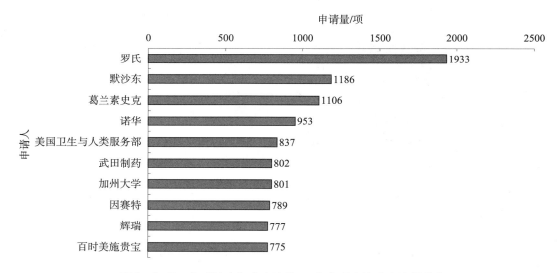

图2-1-7 全球肿瘤免疫疗法前10位专利申请人申请量排名

虽然大的跨国公司在上市产品上占据垄断地位，但从专利申请量来看，全球肿瘤免疫治疗领域排名前10位的申请人申请量总和占全部申请量的比例也只有14%，有86%的专利申请来自其他申请人，可见在肿瘤免疫治疗领域的研发呈现百家争鸣的情况，而大的跨国公司在自己研发的同时，也利用其销售渠道等方面的优势伺机通过并购或购买专利或许可的方式获得其他申请人的研发成果。全球肿瘤免疫疗法专利前10位申请人申请量占比如图2-1-8所示。

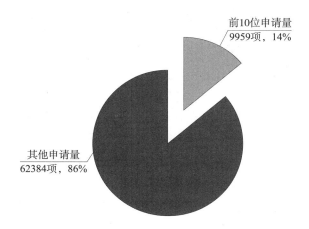

前10位申请量
9959项，14%

其他申请量
62384项，86%

图 2 – 1 – 8　全球肿瘤免疫疗法前 10 位专利申请人申请量占比

2.2　中国专利分析

根据 CNABS 数据库的统计结果，截至 2016 年 4 月 30 日，已经在中国范围内公开的肿瘤免疫疗法专利申请共计 26126 件。本节考察肿瘤免疫治疗领域在中国的专利申请情况，包括从专利申请的发展趋势、申请人的来源区域分布、主要申请人、申请人类型以及专利申请的技术主题分布等方面进行详细分析。

2.2.1　申请量持续增长，国内申请人接过增长接力棒

随着近 20 年来全球肿瘤免疫疗法快速发展，各国申请人也在中国进行着积极的专利布局。从申请量的历年变化趋势看，近 20 年来肿瘤免疫疗法中国专利申请一直保持增长态势，从 1995 年开始的 238 件的年申请量到 2013 年达到顶峰的 1975 件的年申请量，年申请量增长了将近 10 倍，大致分为以下 3 个阶段：

第一阶段：1995～2000 年，中国的肿瘤免疫疗法专利申请量主要由国外来华申请人贡献，国外来华的申请量保持了较快的增长速度，而国内申请人的年申请量少于 100件，远低于国外来华申请量水平；

第二阶段：2001～2006 年，国内申请人的申请量呈现出快速增长的态势，增长速度跟上了国外来华申请量的增长速度，年申请量虽然大幅提高，但仍低于同样快速增长的国外来华的年申请量；

第三阶段：2007～2015 年，国外来华专利申请逐年减少，国内专利申请延续快速增长势头，2013 年，国内年专利申请量首次超过国外来华。

肿瘤免疫疗法中国专利历年申请量及变化趋势分别如表 2 – 2 – 1 和图 2 – 2 – 1所示。

表 2 - 2 - 1   肿瘤免疫疗法中国专利历年申请量

年份	中国申请/件	国内申请/件	国外来华申请/件
1995	238	41	197
1996	280	45	235
1997	358	49	310
1998	398	85	320
1999	486	76	410
2000	690	98	592
2001	798	176	622
2002	987	279	708
2003	1331	345	986
2004	1484	351	1133
2005	1656	473	1183
2006	1790	500	1290
2007	1638	439	1199
2008	1782	595	1187
2009	1672	542	1130
2010	1706	599	1107
2011	1741	756	985
2012	1780	838	942
2013	1975	1078	897
2014	1656	1112	544
2015	1017	1007	10

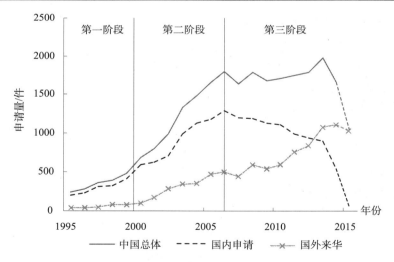

图 2 - 2 - 1   肿瘤免疫疗法中国专利申请量年度变化趋势

可见，虽然国内在肿瘤免疫治疗方面起步较晚，技术与国外巨头有一定差距，但近年来，国内申请人在肿瘤免疫治疗领域的研发热情和能力正逐步提高，目前已有多家公司的产品被批准或即将被批准进入临床试验。

2.2.2　国外来华申请总量仍占优势，北京、上海、江苏位列国内申请量三甲

在中国提交的 26126 件肿瘤免疫疗法的发明专利申请中，国外来华的专利申请量为 16419 件，占总量的 63%；而国内申请人的专利申请量为 9707 件，占总量的 37%。在各国家或地区中，来自中国国内的申请量最多，共计 9707 件；来自美国的申请量以 7625 件紧随其后，列国外来华申请量排名第 1 位，占所有国外来华申请量的将近 50%；来自欧洲、日本的申请量以 4408 件和 1357 件分列国外来华申请量排名第 2~3 位。位列国外来华申请量排名第 4~6 位的加拿大、韩国和澳大利亚的申请量则明显少于前 4 位的国家或地区。由此可见，国外来华申请肿瘤免疫疗法专利的申请人主要来自于发达国家或地区，尤其集中于美国、欧洲和日本。肿瘤免疫疗法中国专利申请来源国家或地区分布如图 2-2-2 所示。

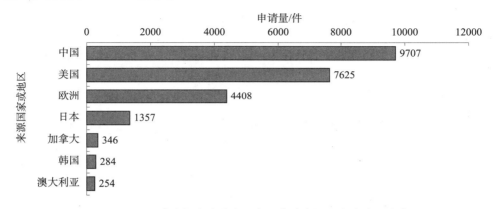

图 2-2-2　肿瘤免疫疗法中国专利申请来源国家或地区分布

申请肿瘤免疫疗法专利的国内申请人中，来自北京、上海、江苏、山东、广东的申请人分别申请了 1432 件、1289 件、1020 件、922 件和 755 件，共计 5418 件，约占所有国内申请量的 56%。如图 2-2-3 所示，可见，国内申请肿瘤免疫疗法专利的申请人主要来自于经济和科技研发力量较为发达和集中的东部地区。

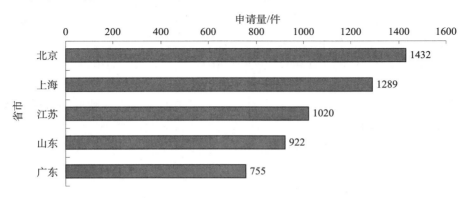

图 2-2-3　肿瘤免疫疗法中国专利申请国内来源省市分布

2.2.3 肿瘤免疫调节剂研发活跃，细胞免疫疗法有望弯道超车

与全球范围内各技术主题分布中肿瘤抗体疗法排名第一、肿瘤免疫调节剂紧随其后不同，如图2-2-4所示，在中国专利申请中，鉴于免疫调节剂包括中药等广泛的种类，肿瘤免疫调节剂技术主题的中国专利申请量最多，达到了18131件，肿瘤抗体疗法技术分支由于抗体用途的广泛性和作用的精准性，以9948件排名第二。肿瘤疫苗技术分支和细胞免疫疗法技术分支的中国申请量分布情况与全球类似，肿瘤疫苗技术分支由于肿瘤疫苗具有一定的局限性以4810件专利申请量排名第三；而细胞免疫疗法这一技术分支主要涉及免疫细胞体外激活和扩增后的自体或异体回输，是近年来新兴的肿瘤免疫疗法。特异性CAR-T细胞疗法是目前的研发热点，虽然申请量较少，但其具有较好的发展前景，有望成为免疫检查点抗体之外的另一个突破方向，国内在该领域的研发紧随美国，有望实现弯道超车。

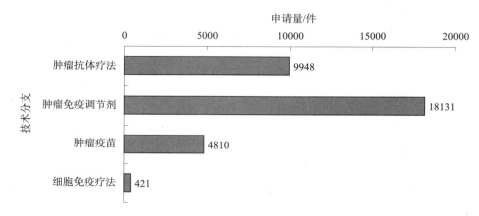

图2-2-4 肿瘤免疫疗法中国专利申请各技术分支申请量对比

2.2.4 国外来华以企业申请为主，国内企业申请有所增加

国外来华的申请人中，企业申请占据了绝对优势地位，占全部国外来华申请的76%，此外还有11%的联合申请，大学、个人、研究机构申请相对较少，可见其是以市场为导向在中国进行专利布局，我国申请人需关注其中的专利风险。而在国内申请人中，作为技术实施主体的企业申请以占全部国内申请的31%的申请量份额排名第一，以微弱优势领先个人申请人和大学申请人，虽然相比国外来华申请中企业占比3/4左右的情况仍有不足，但国内由大学和研究机构主要研发的情况在肿瘤免疫治疗领域有所改善，有越来越多的企业主导研发，能够以市场为导向进行研发，并较快地实现技术成果到市场应用的转化实施。肿瘤免疫疗法中国专利国内及国外来华申请人申请量及类型分布如表2-2-2和图2-2-5所示。

表 2 - 2 - 2　肿瘤免疫疗法中国专利申请国内外各申请人类型申请量

申请人类型	国外来华申请量/件	国内申请量/件
企业	12440	3022
大学	1036	2275
个人	635	2420
联合申请	1823	963
研究机构	485	1027

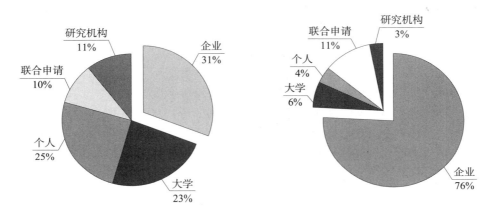

图 2 - 2 - 5　肿瘤免疫疗法中国专利申请国内（左）及国外来华（右）申请人类型分布

2.2.5　跨国公司优势明显，中国企业可加强合作

如图 2 - 2 - 6 所示，在肿瘤免疫治疗领域的中国专利申请中，申请量排名前 10 位的均为跨国公司，其中罗氏（收购了基因泰克、中外制药）以 904 件专利申请排名第一，诺华、辉瑞以 485 件、370 件专利申请分列第 2～3 位，优势明显。

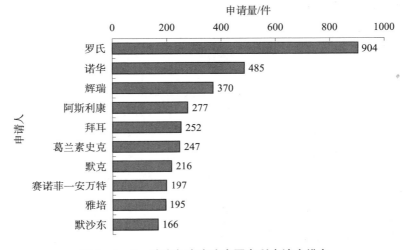

图 2 - 2 - 6　肿瘤免疫疗法中国专利申请人排名

如图 2-2-7 所示，国内申请人排名最高的是复旦大学，以 108 件专利申请排名第 15 位，浙江大学紧随其后，以 106 件专利申请列第 17 位，没有一家企业上榜。国内企业申请虽然总量不低但较为分散，可以争取企业和大学及科研机构之间纵向合作，以及企业和企业之间的横向合作。

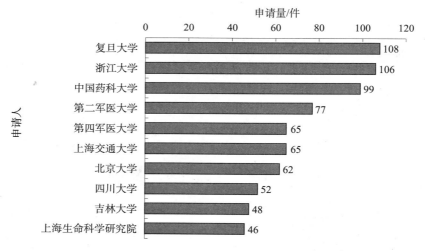

图 2-2-7　肿瘤免疫疗法中国专利申请国内申请人排名

2.3　小　　结

世界范围内公开的涉及肿瘤免疫疗法的专利申请共计 72343 项。其中，国内外申请人在中国申请的涉及肿瘤免疫疗法的专利申请共计 26126 件。这些肿瘤免疫疗法专利申请在申请量年度变化趋势、专利申请的来源地和专利布局目的地的区域分布、主要申请人以及技术主题分布等呈现出以下特点：

（1）全球申请量平稳发展蓄势待发，中国申请量持续快速增长。

在近 20 年来，肿瘤免疫疗法总体发展较为快速。肿瘤免疫疗法全球专利申请量继 20 世纪 90 年代末的高速增长和 21 世纪初十几年的平稳发展，很有可能自 2013 年起迎来又一个快速发展期。与全球专利申请量阶梯式的增长模式有所不同，近 20 年来，肿瘤免疫疗法中国专利申请则保持持续增长态势，尤其是在 2007 年以后，虽然国外来华年度申请量开始逐年下降，但起步较晚的国内申请量则延续快速增长的态势，并于 2013 年首次超过国外来华年度申请量，国内申请人在肿瘤免疫治疗领域的研发热情和能力正逐步提高，目前已有多家公司的产品被批准或即将被批准进入临床试验。

（2）美国优势较大，中国奋起直追但较少开发海外市场，中国是第五大目标市场，国外来华申请量仍占优势，国内申请集中在东部地区。

在肿瘤免疫疗法全球专利申请中，来自美国、欧洲、中国、日本、韩国的专利申请量占比分别为 56%、16%、11%、9% 和 3%，美国申请人在该领域优势较大。近年来中国来源的申请量增速迅猛，年度申请量相继超过日本、欧洲并逐渐逼近美国，研发和专利申请均十分活跃，但总申请量与美国仍存在不小差距。美国、欧洲均有较大比例的海外申请量，对海外市场较为重视，而中国申请人则把申请的重点集中在国内，PCT申请量仅占1%，较少开发海外市场。在美国、欧洲、日本、澳大利亚、中国、加拿大、韩国的专利申请量均超过10000项，表明这些国家或地区是肿瘤免疫疗法的重要目标市场，其中美国以49151项专利申请领先，中国以21732项位居第5位，既表明了申请人对我国这个巨大的新兴市场的重视，也可能带来专利风险。在中国提交的26126件肿瘤免疫疗法专利申请中，国外来华占63%，仍占优势，其主要来自于发达国家或地区，尤其集中于美国、欧洲和日本，其中来自美国的申请量占所有国外来华申请量的近50%。肿瘤免疫疗法专利的国内申请人则主要来自于经济和科技研发力量较为发达和集中的东部地区，其中北京、上海、江苏，山东、广东的申请人共申请了56%的国内申请。

（3）全球肿瘤抗体疗法分支研发火热，中国免疫调节剂分支具有优势，细胞免疫疗法分支起步晚潜力大。

肿瘤抗体疗法由于其用途的广泛性和其作用的精准性，一直是肿瘤免疫治疗领域的热点，在肿瘤免疫疗法全球申请量中，肿瘤抗体疗法的专利申请量最多，达到了40787项，随着免疫检查点抗体药物相继上市且疗效得到认可，抗体领域的研发愈加火热。肿瘤免疫调节剂种类繁多，在各种肿瘤免疫疗法中均可能涉及，在中国专利申请中，鉴于肿瘤免疫调节剂包括中药等广泛的种类，肿瘤免疫调节剂技术主题的中国专利申请量最多，达到了18131件，可见中国在肿瘤免疫调节剂领域具有一定的优势。疫苗用于肿瘤免疫疗法具有一定局限性，肿瘤疫苗申请量在全球专利申请量和中国专利申请量中均排名第三。细胞免疫疗法是近年来新兴的肿瘤免疫疗法。特异性CAR-T细胞疗法是目前的研发热点，虽然申请量较少，但具有较好的发展前景，有望成为免疫检查点之外的另一个突破方向，国内在该领域的研发紧随美国，有望实现弯道超车。

（4）以罗氏为首的跨国公司领跑但技术垄断度不高，国内企业申请有所增加，可加强合作。

罗氏（收购了基因泰克、中外制药）、默沙东和葛兰素史克以超过1000项的专利申请量位列全球申请人排名三甲，显示了它们在肿瘤免疫治疗领域的雄厚实力，前10位申请人申请了14%的全球专利申请，技术垄断度不高。中国专利申请中，同样是以罗氏为首的跨国公司排名前列，国内申请人则以复旦大学为首。国内企业申请只占全部国内申请的30%左右，虽然相比国外来华申请中企业占比3/4的情况仍有不足，但国内由大学和研究机构主要研发的情况在肿瘤免疫治疗领域有所改善，因为研发力量仍较为分散，可以争取企业和大学、科研机构之间的纵向合作以及企业和企业之间的横向合作。

第3章　免疫调节剂技术专利分析

越来越多的研究表明，原发性或继发性免疫缺陷、免疫功能失调，是肿瘤得以存在和发展的一个主要原因。一方面，以 T 细胞为主的细胞免疫监视功能减弱或受到抑制，使得肿瘤细胞逃过机体自身正常的免疫监控而存活生长；另一方面，肿瘤患者的免疫系统由于治疗中运用的放疗、化疗手段而受到极大损伤。以此为理论基础，越来越多的免疫调节剂被应用于临床，参与肿瘤的综合治疗。手术切除是治愈肿瘤的有效方法，但手术本身对机体是一种损伤，因此，在肿瘤患者围术期进行免疫调节治疗，是提高术后综合治疗效果的一个好方法。在我国，治疗用卡介苗是临床公认适用于膀胱癌术后防治复发的首选药物。最佳的适用对象是浅表性膀胱癌，术后活菌卡介苗膀胱灌注，能使复发率下降一半。合成胸腺五肽用于肿瘤化疗病人，可以明显改善化疗所致的淋巴细胞转化率和 NK 细胞活性的降低，且可以防止化疗引起的 CD4 降低。草分枝杆菌制剂乌体林斯与化疗联用可显著减轻化疗对机体免疫功能的抑制，同时也能直接对癌细胞产生抑制作用。乌苯美司已上市多年，实践证明，无论是作为手术后的辅助药物，还是放、化疗的联合用药，其对实体肿瘤如胃癌、食管癌、肠癌、非小细胞肺癌、鼻咽癌、膀胱癌、肾癌、恶性黑色素瘤，都有一定的治疗效果。香菇多糖、裂褶多糖、猪苓多糖和云芝多糖等，也已作为抗肿瘤辅助治疗药物用于临床。个别免疫增强剂，可以单独用作抗肿瘤药物。例如咪喹莫特能有效治疗一些皮肤肿瘤性病变，包括恶性黑色瘤、皮肤 T 细胞淋巴瘤、原位鳞癌等。❶

按照免疫调节剂组成成分可分为细菌、真菌和高级植物类，化学类免疫增强剂和免疫系统产物三大类别。在应用免疫调节剂时应注意剂量反应、注射佐剂部位和病变部位的关系、病人的免疫状态与选用药物的关系和研究免疫调节剂作用机制等问题❷。

本章通过对相关专利的世界主要国家或地区专利申请布局，以及申请人、国际专利分类号、专利申请量的技术主题分布等进行详细的数据分析和统计，对免疫调节剂技术领域的研发状况进行了全面总结，并以此作为基础，对目前免疫调节剂领域研究热点的研发状况以及技术发展趋势等进行了分析和总结。

3.1　全球专利分析

我们通过对世界专利索引数据库（DWPI）进行全面检索，获得全球免疫调节剂专

---

❶ 段若竹，吴剑波. 免疫增强剂的研究应用及展望［J］. 国外医药（抗生素分册），2006，27（2）：54－57.

❷ 林飞卿. 免疫增强剂的分类和作用机制［J］. 河南医学院学报，1980（1）：60－67.

利申请共 33177 项。本节将通过对相关专利申请的数量、专利布局、专利申请主要来源地、该技术领域内的主要申请人、专利申请的技术主题等情况进行分析，试图了解免疫调节剂技术领域专利申请的布局以及主要国家的申请数量排名，并且希望为进一步分析免疫调节剂技术领域的市场状况及前景提供参考。

3.1.1　全球免疫调节剂相关专利年申请量已基本保持稳定

我们统计了涉及免疫调节剂的全球和主要国家或地区的专利申请近 20 年来的申请量变化，结果如表 3 - 1 - 1 和图 3 - 1 - 1 所示。

表 3 - 1 - 1　免疫调节剂全球专利申请主要来源国家或地区年度申请量（1995 ~ 2015 年）

申请年度	全球/项	美国/项	欧洲/项	中国/项	日本/项	韩国/项
1995	485	302	84	37	34	2
1996	597	381	104	29	32	1
1997	923	623	136	37	67	1
1998	1190	804	166	52	68	5
1999	1430	935	252	42	97	7
2000	1856	1209	317	78	140	15
2001	2333	1525	389	104	179	27
2002	2029	1239	353	99	202	27
2003	2101	1196	337	135	254	50
2004	2009	1109	355	148	213	43
2005	1836	934	329	163	253	47
2006	1930	998	333	200	224	48
2007	2028	1001	352	277	185	83
2008	2214	1078	400	340	166	94
2009	2131	1119	218	380	139	159
2010	2030	1028	240	413	116	119
2011	1964	986	222	488	96	72
2012	1901	869	174	588	80	80
2013	2025	847	166	728	68	96
2014	2027	725	156	954	63	57
2015	651	274	63	271	13	6

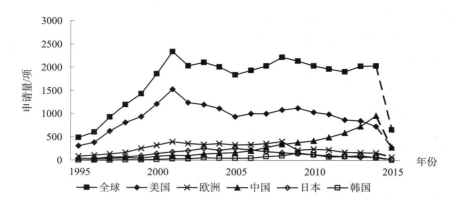

图 3 - 1 - 1   免疫调节剂全球专利申请主要来源国家或地区年度申请量趋势

从表 3 - 1 - 1 和图 3 - 1 - 1 中可以看出，免疫调节剂的全球申请量自 1996 年开始迅速增长，至 2001 年到达顶峰后基本保持稳定，其中来自中国的申请量逐年递增，在 2009 年超过欧洲，2014 年超过美国。这表明免疫调节剂在 2000 年前后的几年得到迅猛发展，而近几年，免疫调节剂的专利申请量没有显现增多趋势，在一定程度上反映出该技术领域可能处于发展平台期，需要重大的技术突破和创新才能带动新一轮的飞跃。

3.1.2   美国和中国是免疫调节技术领域的专利布局第一和第二大国家

表 3 - 1 - 2 和图 3 - 1 - 2 显示了免疫调节剂技术领域全球专利申请的区域分布情况。

表 3 - 1 - 2   免疫调节剂全球专利申请主要目的国家或地区申请量

主要国家或地区	申请量/项	主要国家或地区	申请量/项
US	15283	AU	6758
CN	10422	CA	3766
JP	9293	KR	3673
EP	8921	—	—

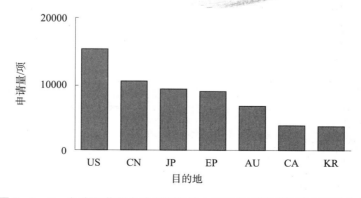

图 3 - 1 - 2   免疫调节剂全球专利申请主要目的国家或地区申请量分布

可以发现，美国的专利申请量比重最大，反映美国是免疫调节剂的重要市场目的国。中国成为免疫调节技术领域的专利布局第二大国家，其原因一方面是中国逐渐成为免疫调节剂消费大国和重要市场，另一方面是国内申请人的知识产权保护意识得到了提升。除了美国和中国，日本、欧洲、澳大利亚、加拿大和韩国也是免疫调节剂专利申请的重要目的国和免疫调节剂产品的重要市场国。

3.1.3 美国是免疫调节剂技术领域专利申请的主要来源地

我们还根据优先权提取并分析了首次申请的国家或地区，这将在很大程度上反映技术来源国家或区域情况，结果如表3-1-3和图3-1-3所示。

表3-1-3 免疫调节剂全球专利申请来源国家或地区申请量

来源地	数量/项	PCT 数量/项
美国	20581	16103
欧洲	5692	4751
中国	5655	259
日本	3296	1364
韩国	1045	288
合计	36269	22765
总量	38480	24358
其他	2211	1593

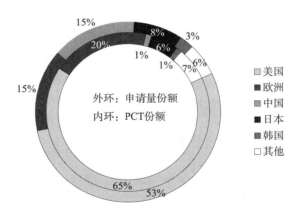

图3-1-3 免疫调节剂全球专利申请来源国家或地区申请量份额分布

从表3-1-3和图3-1-3中可以看到，美国是免疫调节剂技术领域专利申请的主要来源地，美国申请人提出的专利申请占全部专利申请的一半以上，反映出美国是这个领域具有绝对优势的技术强国。其次是欧洲，来源于欧洲的专利申请占全部申请的15%，由中国申请人提出的专利申请占全部申请的15%，可见其他国家在免疫调节领域的技术创造能力与美国差距很大。美国（53%）、欧洲（15%）、中国（15%）、日本（8%）和韩国（3%）的申请量之和达到近94%，来自于其他国家的专利申请量很少。由此可见，免疫调节技术的来源区域分布相对是比较集中的。从这几个国家申请的 PCT 申请量来看，中国虽然申请量排在第 3 位，但是 PCT 的申请量是最少的，中国更应该注重全球的专利布局。

3.1.4 免疫调节剂领域中，全球申请人以企业为主

经统计，全球免疫调节剂技术领域专利申请量排在前 10 位的重要申请人如表 3 - 1 -4、图 3 - 1 -4 和图 3 - 1 -5 所示。

表 3 - 1 - 4　全球免疫调节剂技术主要申请人申请量

申请人	申请量/项	PCT 申请量/项
葛兰素史克	1031	865
罗氏	1008	770
默沙东	646	578
诺华	585	542
百时美施贵宝	475	354
辉瑞	444	383
因赛特	444	353
美国卫生与人类服务部	391	316
武田制药	358	286
加州大学	342	278

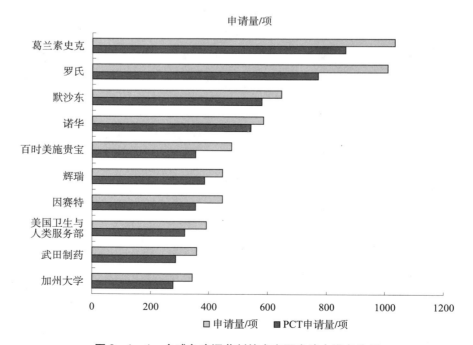

图 3 - 1 - 4　全球免疫调节剂技术主要申请人排名分析

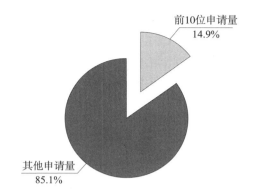

图 3 – 1 – 5　全球免疫调节剂技术主要申请人

我们可以看到，在免疫调节剂领域中，全球申请人以企业为主，葛兰素史克的申请量和 PCT 申请量最多，分别为 1031 项和 865 项，其次为罗氏，申请量和 PCT 申请量分别为 1008 项和 770 项。排名第六和第七的分别是辉瑞和因赛特，申请量相同，但辉瑞 PCT 申请量比因赛特多 30 项。同时，这十大申请人都申请了超过其申请量 50% 以上的 PCT 申请，可见其专利申请的重要程度以及对其他国家或地区市场的重视程度。

从表 3 – 1 – 4、图 3 – 1 – 4 和图 3 – 1 – 5 可以看出，即使申请量最多的葛兰素史克和罗氏，其申请量也分别只占全球总申请量的 2.7% 和 2.6%。而前 10 位申请人的申请量之和也只占全球总申请量的 14.9%，仍然有大量申请由其他申请人提出。这也在一定程度上表明，免疫调节剂领域的申请人比较分散，很多企业、研究机构等都在该领域进行了研发投入。

3.1.5　全球免疫调节剂领域，化学类和免疫系统产物专利申请量占优

我们分析了免疫调节剂全球专利申请各技术分支的申请量，结果如图 3 – 1 – 6 所示。

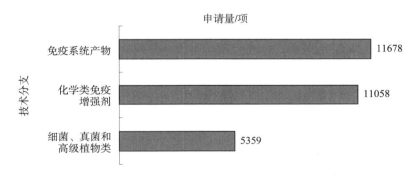

图 3 – 1 – 6　免疫调节剂全球专利申请各技术分支申请量对比

免疫调节剂全球专利申请中，细菌、真菌和高级植物类（包括分枝杆菌如卡介苗，甲醇抽提残基（MER）、水溶性佐剂等，G⁻ 杆菌如百日咳杆菌、布氏杆菌、绿脓杆菌、神灵菌及其脂多糖等，G⁺ 杆菌如短小棒状杆菌、李氏杆菌等，G⁺ 球菌如葡萄球菌、链球菌等，多糖类（自细菌、真菌或高等植物）如葡聚糖、香菇多糖等，中药如扶正固

本药和补气药类等）5359 项，化学类免疫增强剂（左旋咪唑、核酸类如 DNA、RNA、人工合成双链多核苷酸等、维生素 A、类脂和脂酸、Thiobendazole、BM12531、Maleic anhydricle – Vinyl Ether Copolymer）11058 项，免疫系统产物（包括胸腺提取物、干扰素、转移因子、淋巴因子和免疫核糖核酸等）11678 项。上述技术主题的分布表明，全球化学类和免疫系统产物申请量较多，而对于细菌、真菌和高级植物类的申请量相对较少。

3.2 中国专利分析

我们通过对 CNABS 数据库进行全面检索，获得免疫调节剂中国专利申请共 18131 件。本节考察免疫调节剂技术在中国的专利申请情况，包括从申请量、申请人的区域分布、专利申请的技术主题等方面进行详细分析。

3.2.1 免疫调节剂中国专利申请量持续稳定增长，国内申请人竞争大

我们同时分析了免疫调节剂的中国专利申请量、国内专利申请量及国外来华专利申请量近 20 年来的申请量变化，结果如表 3 – 2 – 1 和图 3 – 2 – 1 所示。

表 3 – 2 – 1 免疫调节剂中国专利申请量

申请年份	中国/件	国内/件	国外来华/件
1995	191	36	155
1996	226	40	186
1997	281	39	242
1998	297	57	240
1999	384	57	327
2000	540	81	459
2001	632	127	505
2002	748	206	542
2003	997	248	749
2004	1103	268	835
2005	1212	351	861
2006	1278	384	894
2007	1158	311	847
2008	1221	427	794
2009	1157	383	774
2010	1099	407	692
2011	1086	496	590
2012	1106	588	518
2013	1224	762	462
2014	1055	811	244
2015	647	643	4

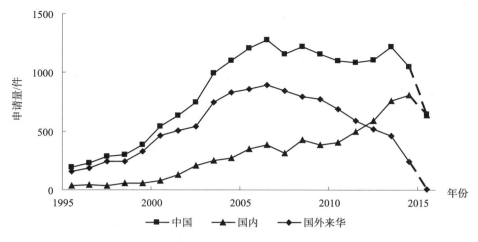

图 3 - 2 - 1　免疫调节剂中国专利申请年度趋势

可以看到，中国专利申请量的年度变化趋势与图 3 - 1 - 1 中全球专利申请量的年度变化趋势是相似的，自 1999 年开始申请量迅速增长，至 2006 年达到顶峰，有 1278 件，其中来自国内的申请量逐年递增，在 2012 年首次超过国外来华申请量，达到 588 件，此后，国内申请量一直较国外来华申请量多。而国外来华申请量自 2007 年的 847 件开始逐年下降，至 2015 年仅有 4 件，这表明免疫调节剂虽然在 1999 年之后的几年是迅猛发展的，但是近几年，免疫调节剂的专利申请量没有显现增多趋势，国外来华申请量在一定程度上表明了该技术发展处于平台期，与此相反，其他技术领域用于肿瘤免疫治疗的新技术不断出现，例如第 2 章中提到了抗体是肿瘤免疫治疗领域的热点，涉及这一技术主题的专利申请量最多。

3.2.2　中国专利申请中国内申请人贡献最大，但其提交的 PCT 申请量相对较少

表 3 - 2 - 2 和图 3 - 2 - 2 显示了免疫调节剂中国专利申请的来源国家或地区的申请量和授权量变化趋势。

表 3 - 2 - 2　免疫调节剂中国申请来源国家或地区申请量和授权量

来源地	申请量/件	授权量/件
中国	6897	2850
美国	5138	1633
欧洲	4088	1831
日本	936	482
加拿大	217	78
澳大利亚	166	65
韩国	162	78

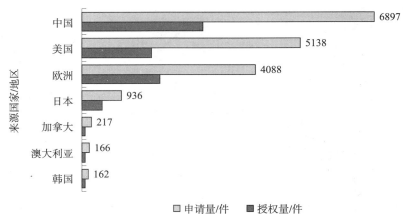

图 3 – 2 – 2　免疫调节剂中国专利申请来源国家或地区申请量和授权量

　　由表 3 – 2 – 2 和图 3 – 2 – 2 得知，中国专利申请中，国内申请人占比最多，占全部申请量的 31%；其次是美国，占 23%；欧洲占 18%；日本占 4%，加拿大、澳大利亚和韩国分别占 0.9%、0.7% 和 0.7%。美国、欧洲和日本是国外来华的主要申请国家或地区，这 3 个国家或地区的专利申请占申请总量的近 45%。从授权数量看，申请量排名第二的美国授权量为 1633 件，少于申请量排名第三的欧洲，其授权量为 1831 件。在全球数据分析时，美国是主要的技术来源国，进入中国的申请量少于中国，原因在于中国国内申请人提交的 PCT 申请量相对较少，这正与全球数据分析相符合。

　　我们还分析了免疫调节剂领域的国内主要省市的专利申请量分布，结果见图 3 – 2 – 3。

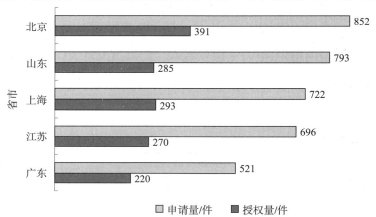

图 3 – 2 – 3　免疫调节剂领域中国专利申请国内来源省市分布

　　根据图 3 – 2 – 3 可以知道，北京的申请量最多，有 852 件，占全部国内申请的 12.4%。其次，山东、上海、江苏、广东的申请量占全部国内申请的比重分别为 11.5%、10.7%、10.5% 和 7.6%。总的来说，北京、山东、上海、江苏和广东申请量之和占全部国内申请比重的 52%，也就是说，免疫调节剂的国内专利申请的省市分布呈现集中状态，而分布于这几个重点省市的重要免疫调节剂生产企业和科研机构是我国免疫调节剂领域的领头羊，值得关注。

3.2.3　免疫调节剂中国专利申请以企业为主，排名前 10 位申请人均为国外来华企业

我们统计了中国专利申请的申请人类型和主要申请人的特点。

（1）申请人类型

申请人的类型主要代表着创新团队的实体所在。由于不同类型的申请人实施其专利技术的能力存在差别，因此申请人的类型构成往往也是专利技术实施和产业应用能力甚至是该领域产业化水平的重要指征。表 3-2-3 和图 3-2-4 显示了免疫调节剂中国专利申请的申请人类型的分布情况。

表 3-2-3　免疫调节剂中国专利各类型专利申请人的申请量和授权量

申请人类型	申请量/件	授权量/件	来华/件	国内/件
大学	1944	833	551	1393
个人和其他	2423	863	410	2013
企业	11034	4252	8864	2170
研究机构	938	467	299	639
联合申请	1792	721	1115	677
总计	18131	7136	11239	6892

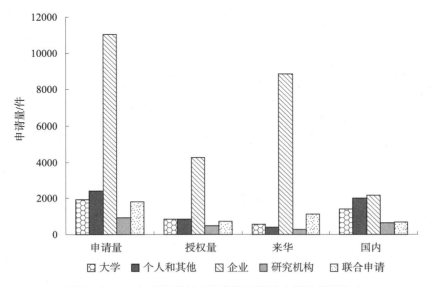

图 3-2-4　免疫调节剂中国专利申请的申请人类型分布

从表3－2－3和图3－2－4中可以看出，免疫调节剂的中国专利申请中，企业申请占据了绝对优势地位，其申请量占中国专利申请总量的60.8%；大学和研究机构共占15.9%，个人和其他申请占13.4%，联合申请占9.9%。在国外来华的申请人类型分布中，企业申请同样占据了绝对优势地位，其申请量占国外来华申请人类型的78.9%；大学和研究机构共占7.6%，个人和其他申请占3.6%，联合申请占9.9%。与之相比，国内申请人中大学和研究机构占比较大，共占国内申请人类型的29.5%，个人和其他申请也占有很大份额，比例为29.2%，企业申请占31.5%，联合申请占9.8%。这种差异表明，相比国外企业主导研发，国内的免疫调节剂开发仍主要由大学和科研院所来完成，大量的个人申请限制了技术成果的转化实施，企业申请人占比不高一般反映了技术成果离市场应用有距离。从授权率来看，企业申请11034件，授权4252件，授权率为39%；大学和研究机构共申请2882件，授权1300件，授权率为45%；个人和其他申请为2423件，授权863件，授权率为36%。企业申请量虽然高达过万件，但实际授权率仅为39%，申请的质量也有待提高，相比，大学和研究机构授权率较高，表明了国内的免疫调节剂开发由大学和科研院所完成的质量较高。

（2）主要申请人排名分析

申请人的专利申请总量排名反映了这些申请人对市场布局的参与程度以及行业内的技术研发垄断情况。表3－2－4和图3－2－5显示了免疫调节剂中国申请的主要申请人。

表3－2－4　免疫调节剂中国专利主要申请人申请量和授权量

申请人	申请量/件	授权量/件
罗氏	417	200
诺华	350	135
辉瑞	272	89
阿斯特拉泽尼卡公司	263	106
默克	154	49
舍林有限公司	152	50
沃泰克斯药物股份有限公司	132	54
百时美施贵宝	122	46
赛尔金有限公司	113	27
麦克公司	92	10

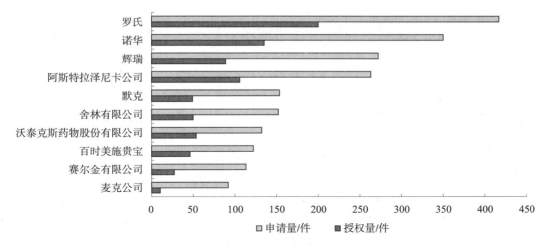

图 3 - 2 - 5　免疫调节剂中国专利主要申请人排名分布

　　表 3 - 2 - 4 和图 3 - 2 - 5 的结果显示，中国免疫调节剂领域专利申请前 10 位的申请人，均为国外来华企业。其中罗氏的申请量最多，有 417 件，其次是诺华，其申请量为 350 件。与全球申请人排名情况略有不同，全球排名第一的申请人葛兰素史克在中国申请量并未进入前 10 位，可能与其在中国市场布局策略相关。

3.2.4　中国免疫调节剂领域，化学类和细菌、真菌和高级植物类专利申请量占优

　　我们分析了中国免疫调节剂相关专利申请的技术主题，结果显示在图 3 - 2 - 6 中。

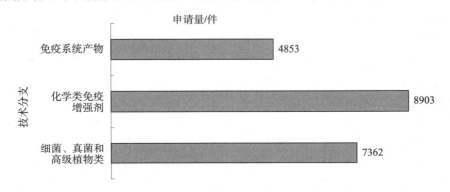

图 3 - 2 - 6　中国免疫调节剂各技术分支专利申请分布

　　免疫调节剂中国专利申请中，细菌、真菌和高级植物类有 7362 件，化学类免疫增强剂有 8903 件，免疫系统产物有 4853 件。与全球专利申请相比，中国国内对细菌、真菌和高级植物类领域投入研究更多，其中包括了大量的中药申请，部分反映了中国国情，而对于免疫系统产物领域专利申请量相对较少，这可能与中国整体免疫研究水平相关。

3.3　免疫调节剂技术领域热点专利技术分析——IDO抑制剂

　　前面各节已经对免疫调节剂技术的全球专利申请总体情况以及中国专利申请的总体情况进行了分析。分析结果表明，美国仍在该领域处于绝对领先的优势，并且专利技术集中在大型公司和科研机构的现象比较明显，不同的申请人显示出不同的研发热点和布局倾向。上述结果仅仅是免疫调节剂技术领域总体情况的部分反映，无法体现该领域技术发展的脉络和侧重点。在肿瘤微环境中有许多免疫抑制分子存在，通过调节这些抑制分子的功能而改善肿瘤免疫微环境的治疗策略也受到了重视。这一类免疫调节剂中以IDO抑制剂尤为突出，目前IDO抑制剂多属于化学类免疫增强剂。因此，本节将通过对IDO抑制剂所涉及的中国专利申请进行分析，了解IDO抑制剂技术领域中的关键及重点专利技术，以期对技术发展方向作相应的预测。

3.3.1　IDO抑制剂研究概况

　　吲哚胺2，3－二加氧酶（indoleamine 2，3－dioxygenase，IDO）是一种细胞内含亚铁血红素的酶，广泛分布于人和动物的许多组织和细胞中，包括晶状体、脑、肺、肾、脾和巨噬细胞。IDO是催化色氨酸沿犬尿氨酸途径分解代谢的限速酶，已被证实与肿瘤、阿尔茨海默病、抑郁症、白内障等多种人类重大疾病的发病机制密切相关，而IDO抑制剂是具有新药靶、新机制的药物，应用前景非常广阔。遗憾的是，现有的IDO抑制剂大多抑制效力低下，1－甲基色氨酸（1－MT）作为唯一用于各种体内、体外实验的IDO抑制剂，其抑制常数（Ki）为34μM。目前，世界上还没有IDO抑制剂类药物上市。❶国外有关IDO的研究始于20世纪70年代，90年代末开始升温，现则进入了发展阶段。截至2010年，有关IDO的研究论文至少有1420篇，IDO抑制剂研发专利52项。由于IDO尚未商品化，建立IDO活性检测体系具有一定难度，造成国内IDO抑制剂筛选工作未能及时展开。

　　IDO抑制剂主要包括：

　　（1）竞争性IDO抑制剂，主要是IDO底物L－色氨酸的衍生物，大多以色氨酸分子为结构模板进行结构修饰，其结构几乎覆盖了所有能修饰的基团，但缺乏高抑制活性的抑制剂。例如1－MT、MTH－trp和芸苔素类似物。

　　（2）非竞争性IDO抑制剂，β－咔啉衍生物norhaman是文献报道最早的非竞争性IDO抑制剂，对IDO抑制效果甚微，此外还有化合物PI。

　　（3）反竞争性IDO抑制剂，近年来，人们相继发现了多种有效抑制浓度为纳摩尔级的高活性反竞争性IDO抑制剂，而该类抑制剂大多数具有非吲哚环的全新结构，使人们的目光不再局限于色氨酸模拟物。如exiguamine A、聚酮化合物annulin A、annulin

---

❶　杨云云，等．新型吲哚胺2，3－二加氧酶抑制剂及其治疗人类疾病的研究［J］．上海医药，2012，33（9）：16－19．

B、annulin C、2 – hydroxy – garveatin E、儿茶酚胺片段、维生素 K_3、萘醌类化合物、1MT – TPZ，其中，exiguamine A 是目前活性最强的 IDO 抑制剂。

（4）其他类型 IDO 抑制剂，在色氨酸营养缺陷型酵母细胞中表达人 IDO 可限制酵母细胞的生长，而 IDO 抑制剂的使用能恢复其生长。基于该手段，筛选出非吲哚环化合物、蕨藻红素等。❶

复旦大学杨青项目组运用基因工程技术，制备了重组人 IDO，建立了生物活性检测系统，建立了国内首个也是唯一的 IDO 抑制剂筛选平台。采取天然提取和化学合成并用的手段，进行 IDO 抑制剂的筛选工作。综合考虑我国的资源优势以及自身的研究能力，提出从真菌和中草药中寻找 IDO 抑制剂的研究策略，而没有沿袭国外从海洋生物中提取 IDO 抑制剂的研究思路。在数百个化合物中筛选出几十个新型高效的 IDO 抑制剂，并且完成了这些 IDO 抑制剂的酶动力学测试、细胞水平抑制活性测试以及与 IDO 蛋白的分子模拟三维对接试验。获得的 IDO 抑制剂的抑制效力远远高于现在国内外实验通用的 1 – 甲基色氨酸（1 – MT，IC50 = 380 μM、Ki = 34 μM），抑制常数达到纳摩尔级，而且在细胞水平上也显示出优良的抑制活性。发现（E）– 4 –（β – 溴乙烯基）苯氧酰基、1，2，3 – 三氮唑等结构是新型 IDO 抑制剂的有效骨架。进行 IDO 抑制剂抗肿瘤作用及其机制研究。通过体外和体内两方面的实验探索，证明获得的 IDO 抑制剂在体外可以促进 T 细胞的增殖，从而增强对肿瘤的免疫功能；在体内可以有效降低荷瘤小鼠血清中 IDO 活性，抑制肿瘤中 Treg 细胞的增殖进而促进 T 细胞活化，最终达到显著减小肿瘤体积、延长肿瘤小鼠生存期的效果。证实了黄连解毒汤治疗阿尔茨海默病的分子机制之一是抑制 IDO 的活性。发现中药复方黄连解毒汤能显著抑制 IDO 的活性，其有效成分小檗碱等是优异的 IDO 抑制剂，因此提出了阿尔茨海默病治疗作用与 IDO 抑制之间的可能关系。

3.3.2　IDO 抑制剂国内申请状况分析

本小节根据 IDO 抑制剂技术中国专利的申请人类型以及申请量排名前列的主要申请人的特点，试图分析 IDO 技术的主要申请人涉及的申请技术状况和研发方向。

3.3.2.1　申请人以国外大企业为主，国内主要发明人是杨青团队

申请人数量预示着相应技术领域参与竞争的多少，从一个方面反映了技术研发的垄断情况。表 3 – 3 – 1 显示了 IDO 抑制剂技术领域中国专利申请量排名前 12 位的申请人。

从表 3 – 3 – 1 中可以直观地看出，主要申请人以国外大企业为主，虽然国外申请人在 IDO 抑制剂技术领域拥有较大的优势，但复旦大学的申请量排名第 2 位，表明我国在此领域具有一定的研发实力。通过分析发现，国内"复旦大学""同济大学"和"苏州康正"的发明人都是杨青。排名前 12 位的申请人中有 4 位属于大学或研究机构，中国申请人中仅有苏州康正 1 家国内企业上榜，排在第 12 位，这些都与 IDO 抑制剂技

---

❶　孔令雷，等. IDO 抑制剂的研究进展［J］. 中国药物化学杂志，2009，19（2）：147 – 154.

术领域仍偏重于基础研究的现状相吻合。

表 3 - 3 - 1　IDO 抑制剂技术中国专利申请人排名

排名	申请量/件	申请人
1	11	威尔金
2	7	复旦大学
3	5	百时美施贵宝
4	4	兰肯瑞医学研究所
5	4	因赛特
6	4	新联基因公司
7	3	同济大学
8	2	中国科学院上海有机化学研究所
9	2	卡迪欧参生物科技有限公司
10	2	德玛医药
11	2	综合医院公司
12	2	苏州康正

　　从申请量份额来分析，排名前 12 位的申请人共计提交了 48 件中国专利申请，约占 IDO 抑制剂技术中国专利申请量的 75%，并且排名前 12 位的申请人中有 7 位是国外申请人，它们拥有这 48 件申请中的 32 件，可见从申请数量上看，国外的申请人占据一定的优势。

3.3.2.2　排名第 1 位的申请人威尔金并没有筛选出具体的 IDO 抑制剂，排名第 2 位及第 4～6 位的申请人均涉及具体化合物用作 IDO 抑制剂

（1）威尔金

排名第 1 位的申请人威尔金涉及 IDO 抑制剂的专利申请如表 3 - 3 - 2 所示。

表 3 - 3 - 2　威尔金申请的 IDO 抑制剂

申请号	申请日	审查状态	摘　要
CN201180030668.5	2011 - 04 - 22	专利权维持	吡啶化合物用作金属酶抑制剂
CN201180065056.X	2011 - 12 - 13	逾期视撤失效	三唑化合物用作金属酶抑制剂
CN201180064835.8	2011 - 11 - 10	专利权维持	三唑化合物用作金属酶抑制剂
CN201280039384.7	2012 - 06 - 19	中通回案实审	四唑基、三唑基、噁唑基、嘧啶基、噻唑基和吡唑基化合物用作金属酶抑制剂
CN201280039383.2	2012 - 06 - 19	逾期视撤失效	四唑基、三唑基、噁唑基、嘧啶基、噻唑基和吡唑基化合物用作金属酶抑制剂

续表

申请号	申请日	审查状态	摘　要
CN201280040415.0	2012 - 06 - 19	专利权维持	四唑基、三唑基、噁唑基、嘧啶基、噻唑基和吡唑基化合物用作金属酶抑制剂
CN201280040551.X	2012 - 06 - 20	中通出案待答复	四唑基、三唑基、噁唑基、嘧啶基、噻唑基和吡唑基化合物用作金属酶抑制剂
CN201280040388.7	2012 - 06 - 19	等年登印费	四唑基、三唑基、噁唑基、嘧啶基、噻唑基和吡唑基化合物用作金属酶抑制剂
CN201280040552.4	2012 - 06 - 20	逾期视撤失效	四唑基、三唑基、噁唑基、嘧啶基、噻唑基和吡唑基化合物用作金属酶抑制剂
CN201280069217.7	2012 - 12 - 10	中通出案待答复	四唑基、三唑基、噁唑基、嘧啶基、噻唑基和吡唑基化合物用作金属酶抑制剂
CN201380010231.4	2013 - 01 - 18	中通回案实审	四唑基、三唑基和吡唑基化合物用作金属酶抑制剂

表 3 - 3 - 2 列出了威尔金的专利申请，其主要涉及含四唑基、三唑基、噁唑基、嘧啶基、噻唑基、吡啶基或吡唑基的化合物用作 IDO 抑制剂。下面我们对表 3 - 3 - 2 中列出的专利申请的保护范围和法律状态等进行了分析。

① 申请号 CN201180030668.5 的专利申请，涉及以下通式的化合物：

实施例合成了 28 种化合物，验证了其中 5 种化合物抑制真菌菌株白色念珠菌生长及肝细胞色素 P450 酶的能力。在权利要求和说明书部分例举可抑制的酶时提及了吲哚胺 2，3 - 双加氧酶，该专利申请目前处于专利权维持状态。

② 申请号 CN201180065056.X 的专利申请，涉及以下通式的化合物：

（Ⅰ）　　　　（Ⅱ）

实施例合成了 23 种化合物，验证了其中 4 种化合物抑制 17－α 羟化酶及肝细胞色素 P450 酶的能力。在权利要求中和说明书部分例举可抑制的酶时提及了吲哚胺 2，3－双加氧酶，该专利申请目前处于逾期视撤失效状态。

③ 申请号 CN201180064835.8 的专利申请，涉及以下通式的化合物：

实施例合成了 23 种化合物，验证了其中 4 种化合物抑制 17－α 羟化酶及肝细胞色素 P450 酶的能力。在权利要求中和说明书部分例举可抑制的酶时提及了吲哚胺 2，3－双加氧酶，该专利申请目前处于专利权维持状态。

④ 申请号 CN201280039384.7 和 CN201280039383.2 的专利申请，涉及以下通式的化合物：

实施例合成了 103 种化合物，验证了其中 4 种化合物抑制白色念珠菌生长及肝细胞色素 P450 酶的能力。在权利要求中和说明书部分例举可抑制的酶时提及了吲哚胺 2，3－双加氧酶。上述专利申请分别处于实审和逾期视撤失效状态。

⑤ 申请号 CN201280040388.7 和 CN201280040415.0 的专利申请，涉及以下通式的化合物：

实施例合成了 124 种化合物，验证了其中 2 种化合物抑制白色念珠菌生长及肝细胞色素 P450 酶的能力。在权利要求中和说明书部分例举可抑制的酶时提及了吲哚胺 2，3－双加氧酶，上述专利申请分别处于等年登印费和专利权维持状态。

⑥ 申请号 CN201280040552.4 和 CN201280040551.X 的专利申请，涉及以下通式的化合物：

实施例合成了 61 种化合物，验证了其中 2 种化合物抑制白色念珠菌生长及肝细胞色素 P450 酶的能力。在权利要求中和说明书部分例举可抑制的酶时提及了吲哚胺 2，

3 - 双加氧酶，上述专利申请分别处于逾期视撤失效和实审状态。

⑦ 申请号 CN201280069217.7 的专利申请，涉及以下通式的化合物：

实施例合成了 166 种化合物，验证了其中 5 种化合物抑制白色念珠菌和烟曲霉的生长能力。在权利要求中和说明书部分例举可抑制的酶时提及了吲哚胺 2，3 - 双加氧酶，该专利申请目前处于实审状态。

⑧ 申请号 CN201380010231.4 的专利申请，涉及以下通式的化合物：

实施例合成了 58 种化合物，验证了其中 2 种化合物抑制白色念珠菌生长及肝细胞色素 P450 酶的能力。在权利要求中和说明书部分例举可抑制的酶时提及了吲哚胺 2，3 - 双加氧酶，该专利申请目前处于实审状态。

（2）杨青团队

排名第 2 位、第 7 位和第 12 位的申请人分别是"复旦大学""同济大学"和"苏州康正"，发明人均涉及杨青，申请专利概况如表 3 - 3 - 3 所示。

表 3 - 3 - 3　杨青团队申请的 IDO 抑制剂

申请号	申请日	审查状态	摘　要
CN200810204041.7	2008 - 12 - 04	专利权维持	含（E）- 4 -（β - 溴乙烯基）苯氧酰基结构的化合物可用作 IDO 抑制剂
CN200910047739.7	2009 - 03 - 18	逾期视撤失效	由中药材黄连、黄芩、黄柏和栀子组成的黄连解毒汤及其组成单味药、单一化学组分具有 IDO 抑制活性
CN201010113750.1	2010 - 02 - 25	驳回失效	4 - 芳基 - 1H - 1，2，3 - 三氮唑可用作 IDO 抑制剂
CN201010134217.3	2010 - 03 - 26	驳回失效	1，2，3 - 三氮唑化合物，包括 4 -（2 - 溴苯基）- 1H - 1，2，3 - 三氮唑和 4 -（2 - 氯苯基）- 1H - 1，2，3 - 三氮唑，可用作 IDO 抑制剂
CN201010166134.2	2010 - 05 - 10	实审请求视撤失效	一种吡咯 - 2 - 甲酸芳香酯化合物，可用作 IDO 抑制剂

续表

申请号	申请日	审查状态	摘要
CN201010166116.4	2010－05－10	实审请求视撤失效	一种维生素 K_3 衍生物作为 IDO 抑制剂
CN201010156427.2	2010－03－31	驳回失效（复审维驳）	小檗碱及其衍生物可作为 IDO 抑制剂
CN201210025483.1	2012－02－07	逾期视撤失效	黄连碱为 IDO 抑制剂，抑制常数 Ki 为 5.76μM，体外和细胞水平半数有效抑制浓度 IC_{50} 分别为 6.31μM 和 7.11μM，抑制效力明显优于现有抑制剂 1－甲基色氨酸
CN201310005423.8	2013－01－08	专利权维持	含 NH－1，2，3－三氮唑的 IDO 抑制剂
CN201310005422.3	2013－01－08	驳回失效	色胺酮类化合物作为 IDO 抑制剂
CN201310560572.0	2013－11－12	专利权维持	N－苄基色胺酮衍生物可作为 IDO 抑制剂
CN201310154093.9	2013－04－28	专利权维持	NH－1，2，3－三唑化合物可治疗癌症、AD 等疾病

由表 3－3－3 可以看出，杨青团队主要在含（E）－4－（β－溴乙烯基）苯氧酰基结构的化合物、维生素 K_3、小檗碱及其衍生物、吡咯－2－甲酸芳香酯化合物、由中药材黄连、黄芩、黄柏和栀子组成的黄连解毒汤、黄连碱、含 1，2，3－三氮唑化合物和色胺酮类衍生物的 IDO 抑制剂上布局。下文是我们对其中一些重要专利申请的保护范围和法律状态等的分析。

① 申请号为 CN200910047739.7（同族被引证 5 次）的专利申请涉及复方制剂黄连解毒汤用作 IDO 抑制剂，黄连解毒汤及组成黄连解毒汤的黄连、栀子、黄柏三味单味药均具有 IDO 抑制活性，其中黄连活性最强，获得黄连中具有 IDO 抑制活性的有效部分的技术路线如下：黄连以 10 倍体积甲醇浸泡 7 天，浸泡液浓缩为浸膏。浸膏分为不溶于水的分划 1 和水溶部分，后者用乙醚萃取得到乙醚萃取分划 2，水溶液调成碱性再用乙醚萃取得到分划 4，萃取时得到部分固体为分划 3，经乙醚萃取后的水溶液用 NH_4Cl 调至弱酸性，有大量固体（分划 5）析出，过滤后酸性水溶液用氯仿萃取，分为氯仿分划 6，和水母液分划 7。其中分划 3、6、7 具有显著的 IDO 抑制活性，此外黄连的单一化学组分盐酸黄连素、黄岑素也具有优良的 IDO 抑制活性。该专利申请开启了从中药及其方剂中筛选 IDO 抑制剂的工作，目前处于逾期视撤失效状态。

② 申请号为 CN201010113750.1（同族被引证 3 次）的专利申请涉及 4－芳基－1H－1，2，3－三氮唑的制备方法，其结构式如下：

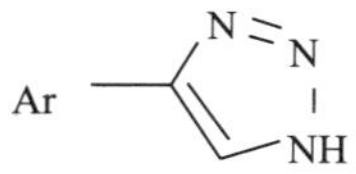

由于 1，2，3 - 三氮唑化合物很难从天然产物中分离提取出来，所以人工合成此类化合物很重要，合成的 4 - 芳基 - 1H - 1，2，3 - 三氮唑作为药效基团比咪唑具有更低的毒性，三氮唑杂环有高稳定性，实施例验证了以下 2 种化合物具有较好的 IDO 抑制活性：

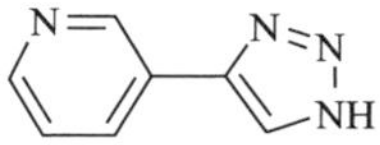

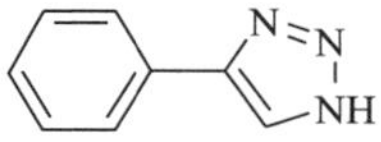

该专利申请中的合成路线原料易得、操作简便、反应条件温和，目前处于驳回失效状态。

③ 申请号为 CN201010134217.3（同族被引证 4 次）的专利申请涉及具有 IDO 抑制活性的 1，2，3 - 三氮唑化合物，其通式为：

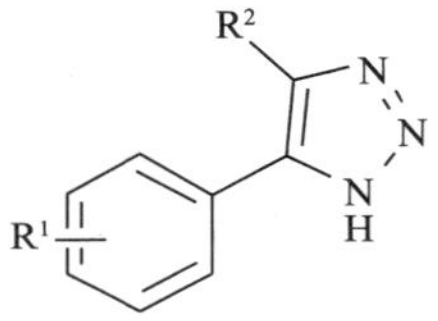

实施例部分合成了 22 种化合物，通过测定对 IDO 的半数有效抑制浓度 IC_{50} 及部分化合物对 IDO 的抑制常数 Ki 发现，苯环邻位含有卤素的 4 - 芳基 - 1H - 1，2，3 - 三唑类化合物、4 - （2 - 溴芳基）- 1H - 1，2，3 - 三氮唑和 4 - （2 - 氯芳基）- 1H - 1，2，3 - 三氮唑具有较强的 IDO 抑制活性。该专利申请目前处于驳回失效状态。

④ 申请号为 CN201010156427.2（同族被引证 3 次）的专利申请涉及从中草药中分离得到的许多活性天然产物小檗碱及其衍生物可用作 IDO 抑制剂，实施例验证了小檗碱及其衍生物盐酸药根碱及盐酸巴马汀具有 IDO 抑制活性，优于目前体内外实验通用的 IDO 抑制剂 1 - MT，其结构式如下：

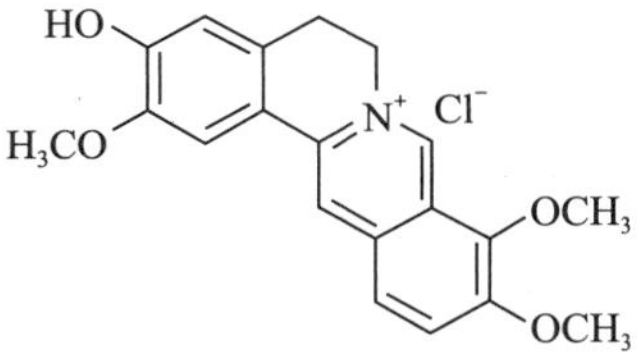

盐酸药根碱 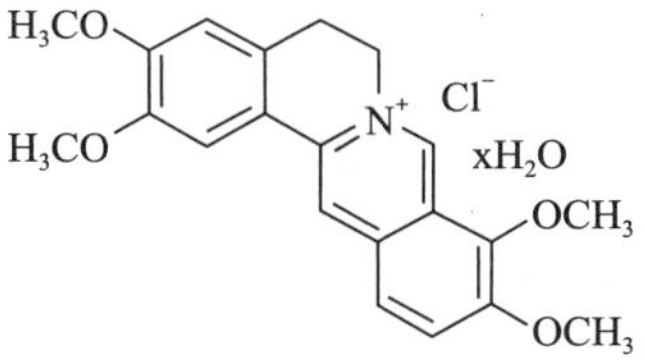　　　　　　　　　　　　盐酸巴马汀

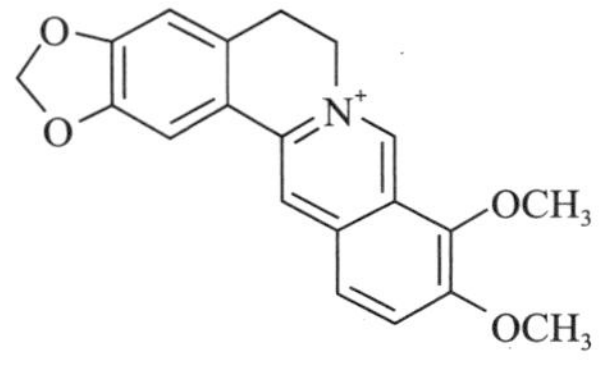

小檗碱

近 10 年来，已经有若干文献报道了小檗碱及其衍生物临床用于治疗肿瘤、糖尿病、心血管疾病、高血脂、炎症、细菌和病毒感染等疾病，但迄今未见有小檗碱及其衍生物在制备 IDO 抑制剂中的用途。该专利申请目前处于驳回失效（复审维驳）状态。

⑤ 申请号为 CN201010166116.4（同族被引证 3 次）的专利申请涉及含维生素 K_3 结构的 IDO 抑制剂及其制备方法，其结构式如下：

实施例验证了上述 3 种化合物具有 IDO 抑制剂活性，该专利申请目前处于实审请求视撤失效状态。

（3）百时美施贵宝

排名第 3 位的申请人百时美施贵宝涉及 IDO 抑制剂的专利申请如表 3－3－4 所示。

表 3－3－4　百时美施贵宝申请的 IDO 抑制剂

申请号	申请日	审查状态	摘　要
CN201480047995.5	2014－07－01	进入审查	公开了调节或抑制吲哚胺 2，3－加双氧酶（IDO）的酶活性的化合物
CN201480028214.8	2014－03－12	一通出案待答复	公开了调节或抑制吲哚胺 2，3－加双氧酶（IDO）的酶活性的化合物
CN201480027508.9	2014－03－12	一通出案待答复	公开了调节或抑制吲哚胺 2，3－加双氧酶（IDO）的酶活性的化合物
CN201480049850.9	2014－07－10	等待实审提案	公开了调节或抑制吲哚胺 2，3－加双氧酶（IDO）的酶活性的化合物
CN201480058859.6	2014－08－26	等待实审提案	公开了调节或抑制吲哚胺 2，3－加双氧酶（IDO）的酶活性的化合物

从表 3－3－4 可以看出，百时美施贵宝主要在含苯基、杂芳基和四唑基的 IDO 抑制剂上布局。下文是我们对表 3－3－4 中列出的专利申请的保护范围和法律状态等的分析。

① 申请号 CN201480027508.9 的专利申请，涉及以下通式的化合物：

实施例合成了 130 种化合物，验证了其中 28 种化合物对 IDO 活性的抑制。该专利申请目前处于实审状态。

② 申请号 CN201480028214.8 的专利申请，涉及以下通式的化合物：

实施例合成了 50 种化合物，验证了其中 12 种化合物对 IDO 活性的抑制。该专利申请目前处于实审状态。

③ 申请号 CN201480047995.5 的专利申请，涉及以下通式的化合物：

实施例合成了 339 种化合物，并验证了上述化合物对 IDO 活性的抑制。该专利申请目前处于实审状态。

④ 申请号 CN201480049850.9 的专利申请，涉及以下通式的化合物：

实施例合成了 87 种化合物，并验证了上述化合物对 IDO 活性的抑制。该专利申请目前处于实审状态。

⑤ 申请号 CN201480058859.6 的专利申请，涉及以下通式的化合物：

实施例合成了 545 种化合物，并验证了上述化合物对 IDO 活性的抑制。该专利申请目前处于实审状态。

（4）其他申请人的重要专利申请

排名第 4～6 位的申请人分别是兰肯瑙医学研究所、因赛特和新联基因公司。以下是上述申请人的重点专利申请的保护范围和法律状态等分析。

① 兰肯瑙医学研究所的申请号为 CN200480008331.4（同族被引证7次）的专利申请涉及具有以下通式的化合物用作 IDO 抑制剂：

实施例验证了最有效的 IDO 抑制剂为一组吲哚胺的乙内酰硫脲衍生物，其中甲基 – TH – DLtrp 效果最好，在浓度为 $250\mu M$ 时显示出的 IDO 活性的抑制作用比 1MT 高 2.7 倍。还筛选出一组天然产物 Brassinin，一种在大白菜中发现的化合物具有与已确定为 IDO 抑制剂的天然产物中最有效的化合物一样的功效。该专利申请目前处于逾期视撤失效状态。

② 因赛特申请号为 CN200680024326.1（同族被引证39次）的专利申请涉及具有以下通式的化合物用作 IDO 抑制剂：

实施例合成了 290 种化合物，并筛选出具有 IDO 抑制活性的化合物。该专利申请目前处于驳回失效状态。

③ 因赛特申请号为 CN200980134351.9（同族被引证11次）的专利申请涉及1，2，5 – 噁二唑衍生物用作 IDO 抑制剂，其结构式如下：

实施例合成了 21 种化合物，并验证了上述化合物对 IDO 活性的抑制。该专利申请目前处于专利权维持状态。

④ 新联基因公司申请号为 CN200880125914.3（同族被引证11次）的专利申请涉及具有以下通式的化合物用作 IDO 抑制剂：

具体可以为：

实施例合成了多种化合物，并筛选出 1200 种具有 IDO 抑制活性的化合物。该专利申请目前处于专利权维持状态。

⑤ 新联基因公司申请号为 CN200980124329.6（同族被引证 6 次）的专利申请涉及具有以下通式的化合物或其药物组合物用作 IDO 抑制剂：

实施例合成了多种化合物，并筛选出具有 IDO 抑制活性的化合物。该专利申请目前处于专利权维持状态。

（5）IDO 抑制剂重要申请人的专利申请特点总结

从以上专利布局可以看出：①威尔金主要发明点在于提供了对金属酶具有抑制活性的一类化合物，其中泛泛提到了可抑制 IDO，但实际并没有筛选出具体的化合物用作 IDO 抑制剂。②百时美施贵宝的 5 件专利申请均为含有以下结构的化合物用作 IDO 抑制剂：

③ 杨青团队专门针对 IDO，发明了含有苯氧酰基结构或三氮唑结构的化合物、维生素 K_3、色胺酮类衍生物、小檗碱、黄连解毒汤和黄连碱等 IDO 抑制剂，其中发现（E）-4-（β-溴乙烯基）苯氧酰基、1，2，3-三氮唑等结构是新型 IDO 抑制剂的有效骨架，中药复方黄连解毒汤能显著抑制 IDO 的活性，其有效成分小檗碱等是优异的 IDO 抑制剂。④排名第 4～6 位的申请人均涉及具有一定通式的化合物用作 IDO 抑制剂。

3.3.3　美国已有 2 个化合物进入临床试验阶段，杨青课题组的 IDO 抑制剂有望成为第 3 个进入临床试验产品

IDO 已被证实是一个重要的药物发现靶标，而 IDO 抑制剂作为具有新药靶、新机制的药物，可治疗肿瘤、阿尔茨海默病、抑郁症、白内障等多种重大疾病，其应用前

景非常广阔，具有巨大的社会及经济效益前景。该研究属于医药领域，除了具有基础研究价值和学术意义之外，其成果可以转让给相关药企开展进一步的研究开发。根据WHO的统计数字，过去几年来全球每年死于癌症的病人高达700万人以上，这一数字已与死于急性心血管病的人数非常接近。在此情况下，世界抗肿瘤药物市场正在急速增长之中。国际货币基金组织负责人预测：全球抗癌药市场年增长率将达15%，大大超过其他药物的增长率；今后几年，中国将成为世界增长最快的抗肿瘤药物市场之一。另外，阿尔兹海默病已经成为危及老年人生命的第四大病因，随着世界老龄化加剧，20年后阿尔兹海默病患者将由现在的3500万人变成6570万人。目前我国阿尔兹海默病患者有600万人，占全球患者总数的1/3，每年新发病约180万人，死亡105.6万人。全球抗阿尔茨海默病药物市场的规模从2005年的30亿美元增长到2009年的55亿美元，而且今后还将以惊人的速度增长。在上述背景下，研究IDO与肿瘤、阿尔兹海默病等重大疾病的关系对于揭示这些疾病的发病机制有重要价值，提出合理有效的治疗方略，减轻政府、医疗机构、个人的负担具有重要社会效益。同时，IDO抑制剂作为一类基于新靶点，具有新机制，且高效低毒的分子靶向药物具有巨大的市场潜力。IDO作为免疫抑制酶，其抑制剂在药物的安全性和稳定性上的优势不容忽视，这大大提高了其市场竞争力。

IDO已经成为抗肿瘤免疫疗法中炙手可热小分子调控靶点，罗氏旗下基因泰克曾花费1.5亿美元首付款及超过10亿美元的里程金，收购美国NewLink Genetics公司的NLG919化合物；2015年4月，罗氏与印度Curadev制药达成协议，以2500万美元预付款和5.3亿美元里程金入手IDO/TDO抑制剂研发项目；而坐拥已上市PD-1抗体药物的2家巨头百时美施贵宝、默沙东也分别依靠重金收购美国生物技术公司Flexus Biosence、英国制药公司IOmet，从而获得IDO/TDO抑制剂研发管线。

目前，国外医药行业对于IDO抑制剂药物的市场前景颇为看好，多家国外知名药企均宣布要加入IDO抑制剂的研发竞争。但现有的IDO抑制剂普遍抑制效力低下，尚无IDO抑制剂药物问世。截至目前，美国NewLink Genetics公司的NLG919化合物与美国Incyte公司研发的INCB024360化合物已经进入了临床试验阶段。杨青课题组的"真菌calonectria IF030427来源的IDO抑制剂"有望成为第3个进入临床试验研究的IDO抑制剂。

2015年11月5日，美国Incyte公司选择性的IDO抑制剂Epacadostat和默沙东抗PD-1单抗Keytruda联合使用在一个早期临床试验中显示良好的疗效和安全性。这个Ⅰ/Ⅱ期临床试验有54例受试者，其中19个患者用于药效学验证且符合评价要求。这些患者是ⅢB/Ⅳ期或复发的病人，包括黑色素瘤（7个）、肾细胞癌（RCC，5个）、移行细胞癌（TCC，2个）、非小细胞肺癌（NSCLC，2个）、子宫内膜腺癌（EA，2个）或头部和颈部鳞状细胞癌（SCCHN，1个）。但不包括之前采用抗PD-1或抗CT-LA-4单抗治疗的患者。结果发现这些晚期患者的总疾病控制率为79%（15/19），应答率分别为57%（黑色素瘤）、40%（RCC）、50%（TCC）、50%（NSCLC）、50%（EA）和100%（SCCHN）。虽然实验的样本数较少，但应答率似乎高于二者单独用药的历史数据，而且联合用药的耐受性良好，3级或以上的不良事件发生率较低。这是Incyte公司首次披露其IDO抑制剂和PD－1抑制剂的验证性临床结果。

Incyte公司的Epacadostat是一种口服、强效和选择性的小分子IDO抑制剂。其单药的开发目前处在Ⅱ期临床阶段。如图3－3－1所示，IDO在抗原提呈细胞尤其是浆细胞样树突状细胞内高度表达，IDO通路通过抑制T细胞的活化下调机体的免疫能力。和其他免疫哨卡抑制剂（CTLA－4、PD－1和PD－L1）一样，IDO是肿瘤逃逸免疫系统的重要机制之一。因此IDO和PD－1抑制剂的联合用药理论上也应该具有协同效应。事实上这是Incyte公司第2次报道Epacadostat和免疫哨卡抑制剂（Yervoy）联合使用并显示良好疗效。

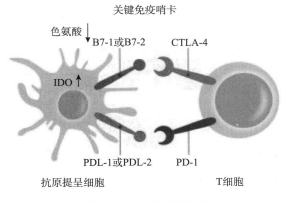

图3－3－1 免疫哨卡图

2016年3月15日，复旦大学与美国HUYA（沪亚）公司在上海达成协议，复旦大学生命科学学院教授杨青将具有自主知识产权的用于肿瘤免疫治疗的IDO抑制剂有偿许可给美国HUYA公司。此次许可转让将至多为复旦大学和杨青教授带来6500万美元的收益。据悉，协议签订后，美国HUYA公司将向复旦大学支付一定额度的首付款。若该IDO抑制剂在国外临床试验结果取得优效；在欧盟、美国、日本成功上市；以及年销售额达到不同的目标后，美国HUYA公司向复旦大学支付累计不超过6500万美金的各项里程碑付款。

3.4 小 结

通过对全球以及中国免疫调节剂技术领域总体概况及免疫调节剂领域重点技术的分析，归纳如下：

（1）近年来免疫调节剂领域全球专利申请量保持稳定，没有明显增长趋势，但中国专利申请中国内申请人的申请量增长速度快。

免疫调节剂的全球申请量自1996年开始迅速增长，至2001年到达顶峰后基本保持稳定，其中来自中国的申请量逐年递增，在2009年超过欧洲，2014年超过美国。中国专利申请量与全球专利申请量的年度变化趋势相似，自1999年开始申请量迅速增长，至 2006 年到达顶峰，有 1278 件，其中来自国内的申请量逐年递增，在 2012 年首次超过国外来华申请量达到 588 件，此后，国内申请量一直较国外来华申请量多。而国外来华申请量自 2007 年的 847 件开始，逐年下降，至 2015 年仅有 4 件，这表明免疫调节剂虽然在 1999 年之后的几年是迅猛发展的，但是近几年，免疫调节剂的专利申请量没有显现增多趋势，国外来华申请量持续下降，表明国外对该技术领域的研发热度有所降低。

（2）美国在免疫调节剂技术领域占据绝对优势；我国是第二大专利申请技术来源地，有一定的研究实力。

全球的专利申请量中以美国为布局目的国的申请量最大，中国成为免疫调节技术领域的专利布局第二大国家，但国内申请人提交的 PCT 申请量相对较少。中国专利申请中，来源于国内的申请人的专利申请量最多，占全部申请量的 31%；其次是美国，占 23%；欧洲占 18%；日本占 4%，加拿大、澳大利亚和韩国分别占 0.9%、0.7% 和 0.7%。中国专利申请中，从授权数量看，申请量排名第二的美国授权量为 1633 件，少于申请量排名第三的欧洲，其授权量为 1831 件；北京、山东、上海、江苏和广东申请量之和占全部国内申请比重的 52%，免疫调节剂的国内专利申请的国内省市分布呈现集中状态。

（3）免疫调节剂全球专利申请技术的区域分布相对集中，美国是免疫调节剂技术领域专利申请的主要来源地。

对全球专利申请分析得知，美国是免疫调节剂技术领域专利申请的主要来源地，美国申请人提出的专利申请占全部专利申请的一半以上。其次是欧洲，来源于欧洲的专利申请占全部申请的 15%，由中国人提出的专利申请占全部申请的 15%，可见其他国家在免疫调节领域的技术创造能力与美国差距很大。美国（53%）、欧洲（15%）、中国（15%）、日本（8%）和韩国（3%）的申请量之和达到近 94%，来自于其他国家的专利申请量很少。由此可见，免疫调节技术的区域分布相对是比较集中的。

（4）全球专利申请量集中程度低，尚未形成少数公司垄断的局面。

全球专利申请量最多的葛兰素史克和罗氏，其申请量也分别只占全球申请量的 2.7% 和 2.6%。而前 10 位申请人的申请量之和也只占全球总申请量的 14.9%，仍然有大量申请由其他申请人提出。表明免疫调节剂领域申请人比较分散，很多企业、研究机构等都在该领域进行了研发投入。

（5）全球和中国专利申请的申请中前 10 位申请人以企业为主，而国内申请人主要来自于国内的科研机构。

免疫调节剂全球专利申请的申请人以企业为主，葛兰素史克的申请量和 PCT 申请量最多，分别为 1031 件和 865 件，其次为罗氏，申请量和 PCT 申请量分别为 1008 件和 770 件。排名第 6 位和第 7 位的辉瑞和因赛特的申请量相同，但辉瑞 PCT 申请量比因赛特多 30 件。同时，这十大申请人都申请了超过其申请量 50% 以上的 PCT 申请，可见其专利申请的重要程度以及对其他国家或地区市场的重视程度。

中国免疫调节剂领域专利申请前 10 位的申请人，均为国外来华企业。其中罗氏的申请量最多，有417件，其次是诺华，其申请量为350件。与全球申请人排名情况略有不同，全球排名第1位的申请人葛兰素史克在中国的申请数量并未进入前10位，可能与其在中国市场布局策略相关。中国专利申请中，企业申请量占全部国内申请人类型的60.8%；大学和研究机构共占15.9%，个人和其他申请占13.4%，联合申请占9.9%。在国外来华的申请人类型分布中，企业申请占国外来华申请人类型的78.9%。与之相比，国内申请人以大学和研究机构为主，占国内申请人类型的29.5%。相比国外企业主导研发，国内的免疫调节剂开发仍主要由大学和科研院所来完成，大量的个人申请限制了技术成果的转化实施，企业申请人占比不高一般反映了技术成果离市场应用有距离。从授权率来看，大学和研究机构授权率为45%，企业授权率为39%，个人和其他申请授权率为36%。

（6）全球专利申请技术主题以化学类和免疫系统产物为主，中国专利申请技术主题以化学类和细菌、真菌和高级植物类为主。

全球对化学类和免疫系统产物申请量较多，而对于细菌、真菌和高级植物类的申请量较少。与全球专利申请相比，中国国内的细菌、真菌和高级植物类领域申请量更多，这其中包括了大量的中药申请，部分反映了中国国情，而免疫系统产物领域专利申请量较少，这可能与中国整体免疫研究水平相关。

（7）免疫调节剂领域热点专利技术分析——IDO抑制剂。

主要申请人以国外大企业为主，虽然国外申请人在IDO抑制剂技术领域拥有较大的优势，但复旦大学的申请量排名第二，表明我国在此领域具有一定的研发实力。通过分析发现，国内"复旦大学""同济大学"和"苏州康正"的发明人都是杨青。排名前12位的申请人中有4位属于大学或研究机构，中国申请人中仅有苏州康正生物医药有限公司一家国内企业上榜，排在第12位。

从申请量份额看，排名前12位的申请人共计提交了48件中国专利申请，约占IDO抑制剂技术中国专利申请量的75%，并且排名前12位的申请人中有7位是国外申请人，它们拥有这48件申请中的32件，国外的申请人占据一定的优势。

威尔金主要发明点在于提供了对金属酶具有抑制活性的一类化合物，其中泛泛提到了可抑制IDO，但实际并没有筛选出具体的化合物用作IDO抑制剂。百时美施贵宝的5件专利申请均为含有相同核心结构的化合物用作IDO抑制剂。杨青团队专门针对IDO，发明了含有苯氧酰基结构或三氮唑结构的化合物、维生素K_3、色胺酮类衍生物、小檗碱、黄连解毒汤和黄连碱等IDO抑制剂，其中发现（E）-4-（β-溴乙烯基）苯氧酰基、1，2，3-三氮唑等结构是新型IDO抑制剂的有效骨架，中药复方黄连解毒汤能显著抑制IDO的活性，其有效成分小檗碱等是优异的IDO抑制剂。排在第4~6位的申请人均涉及具有一定通式的化合物用作IDO抑制剂。

截至目前，美国NewLink Genetics公司的NLG919化合物与美国Incyte公司研发的INCB024360化合物已经进入了临床试验阶段。杨青课题组的"真菌calonectria IF030427来源的IDO抑制剂"有望成为第3个进入临床试验研究的IDO抑制剂。2015年11月5日，美国Incyte公司选择性的IDO抑制剂Epacadostat和默沙东抗PD-1单抗

Keytruda 联合使用在一个早期临床试验中显示良好的疗效和安全性。2016 年 3 月 15 日，复旦大学生命科学学院教授杨青将具有自主知识产权的用于肿瘤免疫治疗的 IDO 抑制剂有偿许可给美国 HUYA 公司。此次许可转让将至多为复旦大学和杨青教授带来 6500 万美元的收益。

第4章 肿瘤抗体疗法相关专利分析

4.1 肿瘤抗体疗法概述

4.1.1 抗肿瘤抗体药物"里程碑"式的发展

由于肿瘤生物学特征的高度复杂性、多样性和可变性，认识肿瘤的发生发展机制和寻找肿瘤治疗的方法成为科学家面临的巨大挑战。长期以来，肿瘤的常规治疗手段均为手术、化疗和放疗。1975年杂交瘤技术的出现使肿瘤的治疗策略发生了重大改变。杂交瘤细胞就像一个巨大的抗体生产工厂，可以不断产生性质相同的单克隆抗体。这些抗体由于特异性高，性质均一，在肿瘤治疗领域得到了广泛应用。此后，诸多新技术推动了抗体药物的快速发展，全世界范围内不断有抗体药物陆续进入临床研究并且上市销售，成为生物技术类药物中最重要的一大类产品，单抗药物也是整个制药行业中发展最快的领域之一。

抗肿瘤抗体药物的研发历程中出现了诸多"里程碑"。❶ 1982年，美国斯坦福医学中心的Levy用B细胞淋巴瘤患者的瘤细胞制备了一个抗独特型（Anti‐idiotype）单抗——一种能够直接识别、结合另一抗体可变区的特异性抗体，患者经这一抗体治疗后，病情缓解，瘤体消失。这是第一次利用单抗治疗肿瘤，它的成功使人们对用单抗治疗肿瘤抱有极大期望。但之后的一些抗肿瘤单抗都未能显示出明显的治疗效果，人们的研发热情开始下降。1995年，欧洲批准单抗17‐1A（Panorex）上市，这是一个针对17‐1A抗原的鼠源IgG2a单抗，主要用于治疗结直肠癌，但疗效不明显。随着使用单抗病例的增加，鼠单抗导致人体的副作用也越来越明显，主要表现在鼠抗体的可结晶片段（crystalliable Fragment，Fc）不能激活人的效应系统，如存在抗体依赖性细胞介导的细胞毒作用（Antibody‐Dependent Cell‐mediated Cytotoxicity，ADCC）和补体依赖的细胞毒作用（Complement Dependent Cytotoxicity，CDC）等；此外，鼠抗体作为异源蛋白进入人体，会激发人体免疫系统产生人抗小鼠抗体（Human Anti‐Mouse Antibody，HAMA），而且由于异源蛋白在人体内清除很快，抗体在体内的半衰期很短。因此，自1986年OKT3进入市场后的10年内没有单抗药物被批准上市。

随着分子生物学技术的发展，逐步实现了抗体及抗体片段的基因操作，人们开始

---

❶ 沈倍奋. 肿瘤抗体治疗的历史回顾与展望 [J]. 中国药理学与毒理学，2016，30（1）：1‐6.

对鼠源性抗体进行人源化改造。❶ 在肿瘤治疗领域，1997 年第一个人鼠嵌合抗体——美罗华（利妥昔单抗，Rituximab）被美国食品药品管理局 FDA 批准上市，它由人类抗 CD20 抗体的恒定区和从鼠类对应物 IDEC2B8 中分离出的可变区组成，对 CD20 抗原有很强的亲和力，可用于治疗血液肿瘤性疾病，如非霍奇金淋巴瘤（NHL）。

1998 年第一个人源化单抗——赫赛汀（曲妥珠单抗，Trastuzumab）上市，这是一种重组 DNA 衍生的人源化单克隆抗体，选择性地作用于人表皮生长因子受体 – 2（HER – 2）的细胞外部位，属于 IgGl 型，含人的框架区和能与 HER2 结合的鼠抗 – p185HER2 抗体的互补决定区，用于治疗 HER – 2 过度表达的转移性乳腺癌。

随着转基因小鼠技术和噬菌体展示技术的成功，研制治疗性人源抗体成为可能。2006 年运用 Abgenix 公司的 XenoMouse 技术研制而成的第一个完全人源化单克隆抗体——帕尼单抗（Panitumumab）被批准治疗结直肠癌，其靶向作用于表皮生长因子受体（EGFR），可阻止 EGFR 与 EGF 或 TGF – α 结合，从而阻断癌细胞生长。全人源单抗药物具有靶向性强、特异性高和毒副作用低等特点，代表了单抗治疗领域的最新发展方向，在肿瘤领域具有广阔的市场前景。

随后 10 多年间，抗体 – 药物偶联物（Antibody – Drug Conjugate，ADC）药物的研究取得重大进展，其中 Mylotarg〔抗 CD33 抗体吉妥单抗（Gemtuzumab）上连接奥佐米星（Ozogamicin）〕是第一个被批准上市的 ADC 药物，用于治疗白血病，但因疗效不高且毒性作用较大，已于 2010 年撤市。2011 年 FDA 批准了新一代 ADC 药物——Adcetris，它由抗 CD30 嵌合抗体布妥昔单抗（Brentuximab）与单甲基金抑素奥利斯他汀 E（auristain E）组成，用于治疗淋巴瘤。2013 年又批准了 Kadcyla（T – DM1），它由人源化抗 HER2 抗体阿多西妥珠单抗（ado – Trastuzumab）与美登素（美坦新，Maitansine）偶联，用于治疗乳腺癌。

免疫检查点疗法是近几年取得突出疗效的肿瘤免疫治疗方法。2011 年抗免疫检查点（Immune Check – point）分子细胞毒 T 淋巴细胞相关抗原 4（Cytotoxic T Lymphocyte Antigen 4，CTLA – 4）抗体伊匹单抗（Ipilimumab）被批准治疗晚期黑色素瘤，开启了阻断免疫检查点分子治疗肿瘤的先河。2014 年，另外 2 个抗免疫检查点分子 PD – 1 的抗体纳武单抗（Nivolumab）和帕母单抗（Pembrolizumab）被批准用于晚期转移性黑色素瘤的治疗。同年，安进公司的布利莫单抗（Blinatumomab）（Blincyto）被 FDA 批准上市，用于治疗费氏染色体阴性的急性前 B 淋巴细胞白血病，该抗体是由抗 CD19 和抗 CD3 组成的双特异性 T 细胞待接器（Bispecific T cell Engager，BiTE）。这些抗体在肿瘤治疗中显示出良好的疗效，表明人类可以利用自身免疫系统杀伤肿瘤细胞，它们的上市掀起了肿瘤免疫治疗新的热潮。

自 1997 年 FDA 批准首个抗肿瘤抗体药物利妥昔（Rituximab）上市以来，截至 2016 年 9 月，FDA 共批准上市了 26 种抗肿瘤抗体药物❷（参见表 4 – 1 – 1），其中

---

❶ Kurella V B, Gali R. Structure guided homology model based design and engineering of mouse antibodies for humanization［J］. Bioinformation, 2014, 10（4）: 180 – 186.

❷ 吴文君. 扫描美国 FDA 批准上市的 66 个抗体药物［N］. 中国医药报，2016 – 09 – 06.

1997～2010 年平均每年上市 0.8 个抗肿瘤抗体药物，2011～2015 年平均每年上市 2.8 个抗肿瘤抗体药物，可见近几年抗肿瘤抗体药物的上市速度明显加快。在新上市的抗肿瘤抗体药物中，罗氏的 HER2 单抗 Perjeta 和 ADC 药物 Kadcyla、BMS 的 PD-1 单抗 Opdivo、默沙东的 PD-1 单抗 Keytruda 等都表现出了巨大的商业潜力。

表 4-1-1　FDA 批准的抗肿瘤抗体药物

	商品名	靶点	通用名	中文通用名	适应症	企业	上市时间
1	Rituxan/MabThera	CD20	Rituximab	利妥昔单抗	非霍奇金淋巴瘤	罗氏	1997
2	Herceptin	HER2	Trastuzumab	曲妥珠单抗	乳腺癌	罗氏	1998
3	Mylotarg	CD33	Gemtuzumab Ozogamimcin	吉妥单抗	急性髓性白血病	辉瑞	2000
4	Campath	CD52	Alemtuzumab	阿仑单抗	B 细胞慢性淋巴细胞白血病	赛诺菲 - 安万特	2001
5	Zevalin	CD20	Ibritumomab Tiuxetan	替伊莫单抗	非霍奇金淋巴瘤	Spectrum	2002
6	Bexxar	CD20	I-131 Tositumomab	托西莫单抗	非霍奇金淋巴瘤	葛兰素史克	2003
7	Erbitux	EGFR	Cetuximab	西妥昔单抗	结直肠癌、头颈癌	礼来 BMS 默克	2004
8	Avastin	VEGFR	Bevacizumab	贝伐珠单抗	癌症	罗氏	2004
9	Vectibix	EGFR	Panitumumab	帕尼单抗	结直肠癌	安进 武田制药	2006
10	Arzerra	CD20	Ofatumumab	奥法木单抗	慢性淋巴细胞白血病	葛兰素史克	2009
11	Xgeva Ranmark	RANK	Denosumab	狄诺塞麦	癌症	安进 第一三共	2010
12	Yervoy	CTLA-4	Ipilimumab	伊匹单抗	癌症	葛兰素史克	2011
13	Adcetris	CD30	Brentuximabve-dotin	—	淋巴瘤	Seattle 武田制药	2011

	商品名	靶点	通用名	中文通用名	适应症	企业	上市时间
14	Poteligeo	CCR4	Mogamulizumab	—	淋巴瘤	麟麟株式会社	2012
15	Perjeta	HER2	Pertuzumab	帕妥珠单抗	乳腺癌	罗氏	2012
16	Zaltrap	VEGF、PIGF	Ziv – Aflibercept	阿柏西普	转移性结直肠癌	赛诺菲 – 安万特	2012
17	Kadcyla	HER2	Ado – Tadstuzum abemtansine	Ado – 曲妥珠单抗 – 美登素	乳腺癌	罗氏	2013
18	Gazyva/Gazyvaro	CD20	Obinutuzumab	—	慢性淋巴瘤	罗氏	2013
19	Cyramza	VEGFR2	Ramucirumab	雷莫芦单抗	非小细胞癌（NSCLC）	礼来	2014
20	Opdivo	PD – 1	Nivolumab	纳武单抗	癌症	BMS	2014
21	Keytruda	PD – 1	Pembrolizumab	帕母单抗	癌症	默沙东	2014
22	Blincyto	CD3、CD19	Blinatumomab	—	白血病	安进	2014
23	Unituxin	GD2	Dinutuximab	—	神经母细胞瘤	United Therapeutics	2015
24	Darzalex	CD38	Daratumumab	—	多发性骨髓瘤	J&J	2015
25	Empliciti	SLAMF7	Elotuzumab	—	多发性骨髓瘤	BMS / 雅培	2015
26	Tecentriq	PD – L1	Atezolizumab	—	尿路上皮癌	罗氏	2016

4.1.2　抗肿瘤抗体药物的作用机制

4.1.2.1　传统抗肿瘤抗体药物靶向肿瘤细胞表面抗原

临床上应用广泛的抗肿瘤抗体药物主要通过靶向肿瘤细胞表面抗原、阻断肿瘤生长因子信号通路，或遏制肿瘤微环境中新生血管的形成。肿瘤细胞表面抗原主要包括以下几类：造血分化抗原 CD20、CD30、CD33、CD52 等；生长及分化信号通路中的生长因子及受体 ERBBs、HGFR、IGF – 1R、EPHA3、TRAILR、RANKL 等；血管、细胞间质及外基质抗原 VEGF、VEGFR、αVβ3、α5β1、FAP、tenascin 等；实体瘤糖蛋白 CEA、EPCAM、PSMA 等；糖脂类 GAN - GD2、GAN - GD3、GM2 等。❶ 近年来临床上应用较为成功的抗体药物主要以 CD20、EGFR 家族（也称为 HER 家族）、VEGF 为靶点。

值得注意的是，针对同一靶点的不同单抗药物，其作用机制不一定完全相同，临床疗效与不良反应也有所差异，如：Ofatumumab 和 Rituximab 均靶向 B 细胞抗原 CD20 但结合表位不同，由于 Ofatumumab 的解离速度较慢，其在体外介导的效应功能更强；❷ 虽然靶向 EGFR 的 Cetuximab、Panitumumab 和 Nimotuzumab 抗原结合表位均相同，但是由于亲和力和 IgG 亚型的差异，临床上引起的皮肤毒性也有所差异；❸ Trastuzumab 和 Pertuzumab 均靶向 HER2，但是两者的抗原识别表位不同，前者可抑制 HER2 受体的同源二聚化和异源二聚化，而后者只抑制 HER2 与 EGFR 或 HER3 的异源二聚化，因此两者在临床上联合用药具有"协同效应"。❹

（1）靶向 CD20

CD20 为 B 淋巴细胞表面特有的造血分化抗原，表达于 90% 以上的 B 淋巴瘤细胞和正常 B 淋巴细胞；并且 CD20 分子不易脱落，与抗体结合后不内化，因此成为治疗 B 细胞淋巴瘤的理想作用靶点。以 CD20 为靶点已上市及临床在研的单抗药物约有 30 余种，其中 60% 为 Rituximab 及其仿制药物。Rituximab 是非霍奇金淋巴瘤的"金标准"治疗药物，并作为慢性淋巴细胞白血病的一线用药。在过去的十几年中，Rituximab 广泛应用于 B 细胞淋巴瘤患者，其安全性和有效性得到了证实，由于临床疗效好，副作用低，因此被大量仿制。但 Rituximab 为嵌合抗体，人源化程度低，难免会产生免疫原性，且其有效性依赖于细胞表面 CD20 的表达水平，很多患者对其不应答或易产生耐药性，并且会产生严重的输液反应。针对这些不足，人们通过开发 CD20 新表位、人源化改造和糖基化改造研制出多种新型抗体。Ofatumumab 是 Ⅱ 型全人源抗 CD20 单抗药物，较 Ⅰ 型嵌合 Rituximab 具有较强的 ADCC 作用、较低的免疫原性、较好的耐受性，但被感染的风险较大。Obinutuzumab 是糖基化修饰的 Ⅱ 型人源化抗 CD20 单抗药物，通过修饰 Fc 段而增强对 Fcγ 受体的亲和力，ADCC 作用和直接细胞毒作用较 Rituximab 更强，CDCC 作用更弱，对非霍奇金淋巴瘤的总体响应率及耐受性均更强。除此之外，放射性标记的 Ibritumomab Tiuxetan 与 Tositumomab 均已上市，Ocrelizumab、Ocaratuzumab、Veltuzumab 等均处于临床 Ⅱ/Ⅲ 期研发阶段。经过多年的发展，Rituximab 已经在非霍奇金淋巴瘤和慢性淋巴细胞白血病治疗中占有很高的市场份额，该靶点其他药物的发展仍需要一些时间。我国对于抗 CD20 抗体药物的仿制主要是 Rituximab 和 Ofatumumab。

---

❶ Scott A M, Wolchok J D, Old L J. Antibody therapy of cancer [J]. Nat Rev Cancer, 2012, 12 (4): 278 - 287.

❷ Lin T S. Ofatumumab: a novel monoclonal anti - CD20 antibody [J]. Pharmgenomics Pers Med, 2010, 3: 51 - 59.

❸ Ramakrishnan M S, Eswaraiah A, Crombet T, et al. Nimotuzumab, a promising therapeutic monoclonal for treatment of tumors of epithelial origin [J]. mAbs, 2009, 1 (1): 41 - 48.

❹ Sakai K, Yokote H, Murakami - Murofushi K, et al. Pertuzumab, a novel HER dimerization inhibitor, inhibits the growth of human lung cancer cells mediated by the HER3 signaling pathway [J]. Cancer Science, 2007, 98 (9): 1498 - 1503.

（2）靶向 EGFR 家族（也称为 HER 家族）

EGFR 家族分子包括 HER1（EGFR，ErbB1）、HER2（neu 或 ErbB2）、HER3（ErbB3）及 HER4（tyro2 或 ErbB4），它们同属于跨膜酪氨酸激酶受体，在细胞信号转导过程中发挥重要作用，是细胞生长、分化及存活的重要调节者。它们通过与配体结合，产生二聚化和自身磷酸化，从而被活化，进一步激活下游信号通路。EGFR 家族分子与肿瘤的发生发展关系密切，在多种实体瘤（如非小细胞肺癌、乳腺癌、宫颈癌、胃癌等）中存在过表达和/或突变，导致肿瘤细胞生长失控和恶性程度增高，且与肿瘤的侵袭和转移等相关。多年的临床试验证明，靶向 EGFR 家族分子的抗体药物是癌症治疗史上的重大进步。

① 靶向 HER1

以 HER1 为靶点的已上市单抗药物有 Cetuximab 和 Panitumumab，它们都用于治疗转移性结肠癌，通过阻断 EGFR 信号通路发挥作用。Cetuximab 与伊立替康联用治疗伊立替康化疗方案耐药的转移性直肠癌效果显著，与 FOLFIRINOX 方案联用治疗转移性结直肠癌，缓解率达到 80.9%，联合放疗治疗局部晚期头颈部鳞状细胞癌，治疗组和单用放疗组的中位生存期分别为 49 个月和 29.3 个月，无进展生存期分别为 17.1 个月和 12.4 个月，5 年生存率分别为 45.6% 和 36.4%。Panitumumab 是高亲和力全人源抗体药物，相对于嵌合型的 Cetuximab 而言，其免疫原性较低，且由于是 IgG2 型抗体 ADCC 效应较弱。Panitumumab 联合 FOLFOX4 治疗转移性结直肠癌 PFS 比 FOLFOX4 单独治疗提高了 1.6 个月。在 Cetuximab 和 Panitumumab 治疗中，最常见的不良反应是皮肤反应和低镁血症，这可能是 EGFR 的靶点效应。Nimotuzumab 是我国正式上市的第一个人源化单克隆抗体药物，在头颈部肿瘤和神经胶质瘤临床研究中发现 Nimotuzumab 联合放疗可显著提高疗效。

目前以 HER1 为靶点的临床在研抗体药物主要有 Necitumumab、LY – 3016859 和 Futuximab、ABT – 806、GT – MAB 5.2 – GEX、RO – 5083945 等，其中 Necitumumab 在临床Ⅲ期试验中显著改善了患者的总生存期。我国对于 EGFR 抗体药物的研究主要是 Cetuximab 仿制，中信国健已进入Ⅲ期临床。

② 靶向 HER2

HER2 通过激活下游的 PI3K/Akt 和 Ras/Raf/Mek/MAPK 信号通路，参与细胞的生长、活化和增殖过程。作为预后和预测生物标志物，HER2 在大约 15%～30% 的乳腺癌和 10%～30% 的胃/食管癌患者中会发生扩增或过表达。HER2 靶向治疗极大的改善了 HER2 阳性乳腺癌、胃/食管癌患者的预后。目前使用的靶向 HER2 的抗肿瘤抗体药物主要是 Trastuzumab（曲妥珠单抗）和 Pertuzumab（帕妥珠单抗）。Trastuzumab 是目前 HER2 阳性可手术乳腺癌的标准治疗方案，Trastuzumab 与 HER2 的胞外结构域Ⅳ结合阻断 HER2 相关信号通路。Trastuzumab 单药治疗有效率约 25%，联合化疗药物有效率可达 50%，可明显延长转移性乳腺癌患者的肿瘤进展时间及总生存期，其耐药性好，副反应轻。Pertuzumab 靶向 HER2 胞外结构域Ⅱ，阻断异二聚体的形成从而阻断 HER2 信号转导通路。Pertuzumab 较 Trastuzumab 有更好的安全性和耐受性，由于两株抗体作用的表位不同，联合用药表现出较好的协同性，治疗有效率显著提高，患者预后明显改善。❶ 此类药物常见的副反应有心脏毒性、心力衰竭，有时有严重过敏反应，输液反应和肺中毒等。从多年临床应用来看，Trastuzumab 与多种化疗方案或与 Pertuzumab 联用大大提高了病人的无进展生存期和总生存率。❷

（3）靶向 VEGF

肿瘤的生长和转移与新血管的生成有密切关系，其中 VEGF/VEGFR 在肿瘤新生血管生成中起关键作用。VEGF 通过血管内皮细胞表面的 VEGFR 激活下游信号，可诱导内皮细胞的生长、迁移和管状形成，促进新生血管形成、提高血管通透性，满足肿瘤细胞对氧和营养的需求。近期研究表明，VEGF 参与肿瘤进程并不局限于通过促进血管生成和提高血管通透性，其还可以与肿瘤细胞表面的受体结合激活下游信号通路，直接参与肿瘤干细胞形成、肿瘤发生以及肿瘤迁移等进程。因此，阻断 VEGF/VEGFR 信号通路是肿瘤靶向治疗的重要策略。

近年来，已有多种以 VEGF/VEGFR 为靶点的抗肿瘤血管生成抗体投入临床应用，其中 bevacizumab（商品名 Avastin，贝伐珠单抗）是重组的人源化单克隆抗体，于 2004 年 2 月 26 日获得 FDA 批准，是美国第一个获得批准上市的抗肿瘤血管生成药物，该药广泛用于转移性结直肠癌、非小细胞肺癌等肿瘤的临床治疗。继 bevacizumab 后，一种以基因工程手段获得的人 Fc 融合蛋白 Ziv - Aflibercept（商品名 Zaltrap，阿柏西普）于 2012 年 8 月通过优先审评获得了 FDA 的上市批准，这种杂交分子的药代动力学明显优于单克隆抗体，能更好地遏制肿瘤血管的发生并消退已形成的肿瘤血管。在肿瘤临床治疗中，Zaltrap 比 bevacizumab 显示出更大的优势。此外，由美国礼来制药研发生产的血管生成抑制剂抗体 Ramucirumab（商品名 Cyramza，雷莫芦单抗）于 2014 年 4 月获 FDA 批准上市，该药以 VEGFR2 为靶点，可用于进展期胃癌或胃食管连接部腺癌患者的治疗。

4.1.2.2　以免疫检查点阻断抗体为代表的新型抗肿瘤抗体

随着抗体工程技术的发展以及免疫检查点药物靶点的发现，近年来，临床上出现了新一代抗肿瘤抗体，其作用机制和临床疗效明显不同于传统抗体药物，其中最具代表性的当属靶向免疫检查点分子的免疫检查点阻断抗体，相关治疗靶点和药物研发正处于井喷式增长中。此外，同时靶向不同抗原的多特异性抗体和负载有高杀伤力化学药物的抗体 - 药物偶联物以其机制优越性和临床疗效也在新药研发中牢牢占据一席之地。

（1）免疫检查点阻断抗体（Immune Checkpoint Blocking Antibodies）

细胞免疫在机体免疫监视功能中起重要作用，其中起特异性杀伤肿瘤作用的是杀伤性 T 细胞。T 细胞的激活依靠 "双信号" 细致地调控。一个激活信号依赖于 MHC 与

❶　McCormack P L. Pertuzumab: a review of its use for first - line combination treatment of HER2 - positive metastatic breast cancer [J]. Drugs, 2013, 73 (13): 1491 - 1502.

❷　Cobleigh M A, Vogel C L, Tripathy D, et al. Multinational study of the efficacy and safety of humanized anti - HER2 monoclonal antibody in women who have HER2 - overexpressing metastatic breast cancer that has progreeed after chemotherapy for metastatic disease [J]. J Clin Oncol, 1999, 17 (9): 2639 - 2648.

TCR的结合；另一个来自共刺激分子（OX40，4-1BB）和共抑制分子（CTLA-4、PD-L1、PD-1）的信号传递，好比是汽车的"油门"或"刹车"。肿瘤细胞入侵后，会抑制T-细胞活化，从而逃脱免疫系统的围剿。如果能用针对OX40、4-1BB的激活剂单抗来"猛踩油门"，或针对CTLA-4、PD-1/PD-L1的拮抗剂单抗来"松开刹车"，T细胞都可以摆脱肿瘤细胞的压制，重新被激活来识别杀伤肿瘤细胞。

目前，免疫检查点疗法已经加入了由手术、放疗、化疗、靶向治疗等组成的"抗癌大军"中。免疫检查点抗体并不直接作用于肿瘤细胞，而是通过激活病人自身免疫系统中的T细胞来间接杀伤肿瘤细胞，如图4-1-1和图4-1-2所示；另外，它们并不是针对肿瘤表面的某些特定物质，而是系统性地增强了全身的抗肿瘤免疫反应。

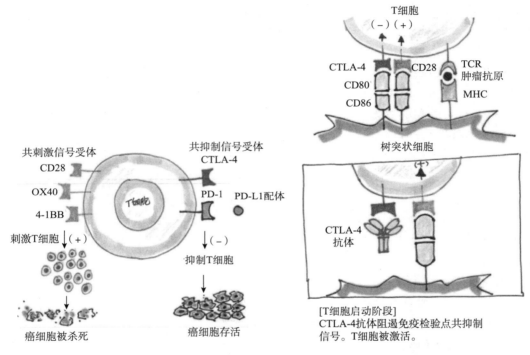

图4-1-1　免疫检查点共信号机制　　　图4-1-2　免疫检查点抗体作用机理

CTLA-4单抗Ipilimumab由Medarex公司发现，授权百时美施贵宝开发，在恶性黑色素肿瘤患者上取得显著生存获益，于2011年在美国批准上市。另一个CTLA-4单抗Tremelimumab也是由Medarex公司发现的，经辉瑞开发，又转让给阿斯利康继续开发。在一小部分特定的癌症类型中，CTLA-4抗体类药物已经能够有效延长患者寿命长达10年。

针对PD-1和PD-L1的单抗有多家公司开发，竞争十分激烈。2014年靶向PD-1的Nivolumab、Pembrolizumab已经先后在日本、美国上市；靶向PD-L1抗体MPDL3820A成为30年来对转移性膀胱癌唯一有效的抗体药物。此外，靶向共刺激因子4-1BB的激动剂型抗体Urelumab和PF05082566以及靶向CD40激动剂型抗体的Lucatumumab和Dacetuzumab也已进入临床研究阶段。与此同时，CTLA-4和PD-1单抗的联合治疗试验也在进行中，并取得阶段性成果。预计今后几年内会有多个免疫检查点抗体上市，适应症也会扩充到其他肿瘤类型。❶

（2）多特异性抗体（Multispecific Antibody）

大部分疾病都涉及多个靶点或多种信号通路，传统抗体药物通过封闭单一信号通路抑制肿瘤生长，临床上易出现耐药性。多特异性抗体是将多个单克隆抗体或其 Fab 片段通过化学连接或基因融合的手段连接起来构建的抗体，该抗体通过靶向不同抗原同时阻断多个信号通路，可更好地行使效应分子的功能。抗体可采用单链抗体、Fab 或全抗体，如 BiTE 和双重可变域（Dual – Variable Domain，DVD）等。2009 年欧盟批准双特异性抗体卡妥佐单抗（catumaxomab）（Removab）上市，该抗体同时针对肿瘤细胞上的上皮细胞黏附分子 EpCAM 和淋巴细胞上的 CD3 分子，用于治疗癌性腹水。2014 年 FDA 批准布利莫单抗（Blinayto）是抗 CD19 和 CD3 的 BiTE 型双特异性抗体，它们均可通过激活 T 细胞杀灭肿瘤细胞。MM – 111（scFv – HSA – scFv）是针对 HER2 和 HER3 的双特异性抗体，该结构中人血清白蛋白（HSA）的存在延长了抗体在人体内血清中的半衰期。同时靶向 VEGF – A 和 Ang – 2 的 CrossMab 双功能抗体（Ang – 2 – VEGF – A）有效阻断肿瘤的血液传播。MDX – H210（抗 HER2 × CD64）是由识别 HER2 的鼠源单克隆抗体 520C9 和识别 Fc 段受体 Ⅰ CD64（FcγR Ⅰ）的鼠源单克隆抗体 H22 构成的。除了能识别两个靶点的双特异性抗体外，三功能双特异抗体 ertumaxomab 可以靶向 HER2、CD3 和 IgG Fc 段受体 Ⅰ/Ⅲ，研究结果显示，对于 HER2 低表达的患者，在高剂量的曲妥珠单抗作用无效时，ertumaxomab 仍可以杀死肿瘤细胞，可见对于不适合使用曲妥珠单抗治疗的乳腺癌患者 ertumaxomab 是一个具有前景的治疗选择。封闭 EGFR/HER2/HER3/VEGF 的四特异性抗体对于 HER2 耐药株有很好的抑瘤效果。

另外，多特异性抗体还可通过靶向效应细胞（T 细胞、NK 细胞等）抗原，利用效应细胞对肿瘤进行杀伤。2009 年三特异性抗体 Caumaxomab 在欧盟上市，该抗体同时靶向肿瘤抗原 EpCAM 和 T 细胞表面抗原 CD3，依靠招募 T 细胞和恒定区介导的效应功能等机制杀伤肿瘤。2014 年在美国上市的 BiTE 药物 Blinatumomab，由靶向效应 T 细胞（CD3）和肿瘤细胞抗原（CD19）的单链抗体串联而成，用于治疗急性淋巴性白血病。由于 BiTE 药物的分子量只有 55kDa，能够充分激活 T 细胞，剂量可减少到普通抗体药物的 1/1000。但是，BiTE 抗体缺乏恒定区，体内半衰期较短，临床给药需借助体内微型泵。此外，还有靶向 CD16A 和 CD30 的双特异性抗体（TandAb）通过招募 NK 细胞对肿瘤细胞进行杀伤。

（3）抗体 – 化学药物偶联物（Antibody – Drug Conjugates，ADC）

ADC 药物由靶向肿瘤的抗体药物与高杀伤力小分子化药偶联而成，借助抗体实现化药对肿瘤组织的靶向递送。近年来，组成 ADC 药物的抗体、连接子和小分子化药的研究都有很大进展，抗体特异性好，免疫原性低且易内化；连接子在人体血液循环中稳定，不被降解，而到达靶细胞后才断裂，小分子药物细胞毒性强，一个抗体分子上

---

❶ 杨青. 肿瘤免疫治疗：三十年磨一剑［N］. 医药经济报，2014 – 04 – 08（4）.

只要交联 3~4 个药物分子就足以杀灭靶细胞。ADC 药物发展渐趋成熟，成为世界各大制药公司进行抗体药物研发的热点之一。目前已有 3 种抗体药物偶联物获批上市，尚有 30 多种 ADC 药物处于临床研究阶段。

辉瑞开发的吉妥单抗 Gemtuzumab Ozogamicin（Mylotarg）是抗 CD33 单抗，该药于 2000 年获 FDA 批准用于治疗急性髓性白血病，但由于其有效性与安全性受到质疑 2010 年自动退市。西雅图基因公司开发的 BrentuximabVedotin（SGN - 35），是利用靶向 CD30 的嵌合抗体偶联毒素 MMAE，2011 年获 FDA 批准用于在治疗复发性霍奇金氏淋巴瘤、大细胞淋巴瘤等。针对 HER2 的 ADC，一个成功的例子是基因泰克公司开发的曲妥珠单抗与美登木素的衍生物 emtansine 交联而成的偶联物（ado - trastuzumab - emtansine，T - DM1）（Kadcycla），用于治疗 HER2 阳性乳腺癌，于 2013 年获 FDA 批准。在临床前研究中，T - DM1 对 HER2 阳性胃癌细胞株以及对曲妥珠单抗产生抗药性的肿瘤都显示出良好的抗肿瘤效果。

4.2 抗肿瘤抗体药物全球专利总览

抗体研发领域的不断进步为由多抗向普通单抗、再向药用单抗提供了技术保障，专利制度则保护和推动了技术的创新和发展。本章重点分析了抗肿瘤抗体药物领域的全球专利申请概况，包括专利申请量的年度变化趋势、抗体药物适应症、专利技术产出地、专利布局、专利申请人类型和主要申请人等。在分析结果的基础上对抗肿瘤抗体药物专利技术的发展趋势作一整体介绍。

4.2.1 全球专利增长迅猛，美国遥遥领先

截至 2015 年 12 月 31 日，全球范围内涉及抗肿瘤抗体药物技术的专利申请共计 40787 项。图 4 - 2 - 1 显示了近 20 年来抗肿瘤抗体技术领域全球专利申请量的年度变化趋势，以及来自美国、日本、欧洲、中国、英国这 5 个主要专利申请国家或地区的申请量年度变化趋势。值得注意的是，由于专利申请的公开需要一定周期，2014 年之后的部分专利申请尚未公开，因此近 2 年的申请量尚不能准确地统计。

1975 年 B 淋巴细胞杂交瘤技术的出现有力地促进了诊断和治疗性抗体的发展。在该技术诞生之后的几年，即从 1980 年开始，抗肿瘤抗体药物相关专利开始出现缓慢增长，这种增长速度一直维持到 1994 年，年申请量也由个位数增长到 200 多项的规模。自 1995 年开始，该领域的全球专利申请量呈现出迅猛增长态势，以每年一两百件的速度递增，至 2001 年达到顶峰（2915 项），此后 10 多年间的年申请量也都稳定在 2400 项左右。这其中虽然存在一些基因组科学研究的泡沫，但也不能否认抗肿瘤抗体药物技术在这一时段的迅猛发展。大量受到专利保护的抗体逐步进入临床应用，并快速为市场所接受，产生了巨大的经济效益和社会效益。基于目前的发展趋势，可以预期抗肿瘤抗体药物相关专利还将维持一段时间的稳定增长，未来将有更多的抗肿瘤抗体药物进入市场。

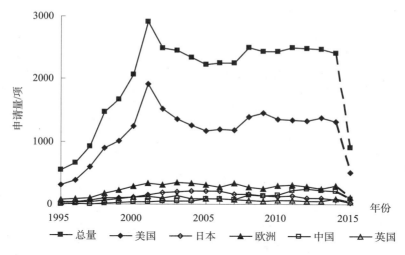

图 4 – 2 – 1　抗肿瘤抗体全球及各国家或地区专利申请量年度变化趋势

　　特定领域的技术进步对于该领域的药物研发起着非常关键的支撑作用。通过分析抗肿瘤抗体药物技术的原创国家或地区，可以了解世界范围内的顶尖技术产自哪里；哪些国家或地区在该领域的研发占据主导地位。对抗肿瘤抗体药物领域全球专利的首次申请国家或地区进行了分析（参见图 4 – 2 – 2），该领域专利申请产出量排名前 10 位的国家或地区依次为：美国（25977 项）、日本（3572 项）、欧洲（2556 项）、中国（1961 项）、英国（1699 项）、韩国（847 项）、德国（744 项）、法国（498 项）、澳大利亚（410 项）、丹麦（188 项）。

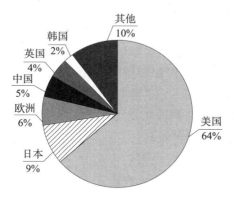

图 4 – 2 – 2　抗肿瘤抗体领域全球专利原创国家或地区分布

　　美国是抗肿瘤抗体技术领域全球专利产出量最多的国家，来自该国的专利申请占该领域全球专利总申请量的接近 2/3。从历年申请量来看，美国一直是抗肿瘤抗体技术专利申请量最大的国家，显示出美国在该领域占有绝对的技术优势，是当之无愧的"领头羊"。由于美国申请量占全球总申请量的绝大多数，其申请量的年度变化趋势与全球专利申请量的变化趋势相一致（参见图 4 – 2 – 1），自 1999 年开始美国的年申请量突破了 1000 项，并于 2001 年达到顶峰（1911 项），之后每年的申请量均在 1100 项以上，2008～2014 年每年的申请量维持在 1300 项左右，显示出近年来美国在该领域的技术发展基本达到稳定状态。

日本作为亚洲最发达的国家，在抗肿瘤抗体药物领域的研发实力仅次于美国，其总申请量占该领域全球专利总申请量的 9%。日本的年申请量自 1999 年开始突破了 100 项，并于 2003～2006 年达到巅峰状态，这 4 年的年申请量均保持在 200 多项；2007 和 2008 年的申请量较前几年有所下降；之后 3 年的年申请量更是下滑至不到 140 项，2012 年、2013 年的申请量仅有 100 项左右，可见近些年来日本在该领域的技术发展呈下滑态势。

欧洲的申请量占全球专利总申请量的 6%。该地区的年申请量自 2001 年、2002 年开始突破了 100 项，2003～2014 年的年申请量一直保持在 130～200 项之间，可见欧洲在抗肿瘤抗体药物上的发展优势也很明显。值得一提的是，位于瑞士的罗氏和诺华是全球知名的、以创新为驱动的生物制药公司，这两家公司在抗肿瘤抗体药物研制方面都取得了突出的成果，为欧洲地区的总申请量作出了很大贡献。

我国在抗肿瘤抗体药物研发领域起步较晚，但从申请量的年度变化趋势来看，技术发展势头强劲。我国的总申请量占全球专利总量的 5%，排名全球第四。1995～1997 年我国的年申请量只有个位数，从 1998 年开始年申请量突破了 10 件，之后呈现稳步增长并于 2005 年达到了 90 项，之后 2 年的申请量跟 2005 年持平，自 2008 年开始年申请量突破了 100 项；2008～2010 年的年申请量均在 150 项左右，2011 年开始每年的申请量都在 200 项以上，这表明我国在抗肿瘤抗体药物的研发与投入上比较重视，并具有一定的技术储备，发展势头良好。

对抗肿瘤抗体药物领域全球专利的申请人类型进行了分析（参见图 4-2-3），近 2/3 的专利申请来自公司均在 25255 项左右，来自大学和个人的申请量均在 5000 项左右，来自研究机构和其他类型申请人的申请量均不到 3000 项。企业申请专利是以市场需求为导向的，基本上以技术保护和市场占有为目的，这是由企业的性质所决定的；而研究机构和大学在申请专利时并没有很强的转化动力，很少考虑市场需求。专利的价值在于应用，由抗肿瘤抗体药物领域的专利申请主要来自公司可以看出，该领域专利的技术转化率很高，已经达到了较高的产业化水平。

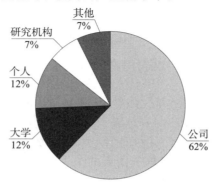

图 4-2-3　抗肿瘤抗体全球专利的专利申请人类型分析

4.2.2　基因泰克、因赛特、罗氏等国外大公司在抗肿瘤抗体药物研发领域处于领先地位

图 4 - 2 - 4 显示了抗肿瘤抗体药物领域全球专利申请的主要申请人（未涉及企业间的合并关系，采用 WPI 数据库中申请人统计）。全球排名前 10 位的申请人的申请量之和（5414 项）占全球专利总申请量的 13%，这显示出排名前 10 位的申请人在该领域占据绝对的技术优势，其他申请人难以企及。

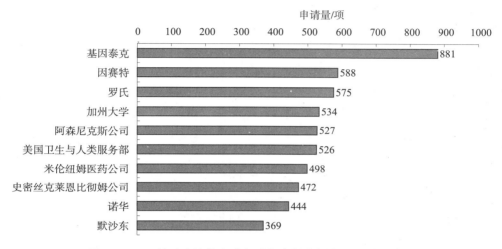

图 4 - 2 - 4　抗肿瘤抗体全球专利申请量排名前 10 位的申请人

从申请量排名前 10 位的申请人所属国别来看，8 位来自美国，显示出美国无论在总申请量还是主要申请人数量方面都居于绝对领先地位。其中，基因泰克以 881 项的申请量高居世界第一，这主要得益于该公司在抗肿瘤抗体药物研发领域以及专利申请方面长达数十年的积累。除基因泰克以外，另有 7 位来自美国的申请人的申请量位居全球前十，依次是因赛特（588 项）、加州大学（534 项）、阿森尼克斯公司（527 项）、美国卫生与人类服务部（526 项）、米伦纽姆医药公司（498 项）、史密丝克莱恩比彻姆公司（472 项）、默沙东（369 项）。其中美国卫生与人类服务部是一家负责项目资助的美国政府机构，虽然该机构并不直接参与抗体药物的研发，但是其享有相关资助项目的专利申请权。可以看出，美国卫生与人类服务部十分重视对抗肿瘤抗体药物的研究资助。值得注意的是，瑞士有罗氏和诺华 2 家公司分别以 575 项、444 项的申请量进入了全球专利申请量排名前 10 的行列，分别位居全球第 3 位和第 9 位，可以看出这两家公司在抗肿瘤抗体药物领域的研究实力十分突出。

基因泰克是美国历史最悠久的生物技术公司，也是全球第一家生物制药公司，拥有非常丰富的抗肿瘤药物研发和临床研究的经验。在嵌合抗体和人源化抗体技术刚刚出现时，基因泰克便掌握了这些技术，并熟练地将先进技术运用到抗体药物的筛选中。2009 年基因泰克被瑞士医药巨头罗氏收购。由基因泰克研发的抗肿瘤抗体药物主要包括：

（1）美罗华 Rituxan（Mabthera®，Rituximab，利妥昔单抗）

以 CD20 为靶点的人鼠嵌合型单克隆抗体，于 1997 年获美国批准用于治疗 B 细胞非霍奇金淋巴瘤（NHL），是第一个被批准用于肿瘤治疗的单抗产品，全球销量领先。美罗华单用或联合化疗大大提高了 NHL 患者的近期缓解率，而且能显著延长患者的生存时间，为真正治愈 NHL 提供了可能。此外，美罗华也可以用于治疗慢性淋巴细胞白血病、自身免疫性溶血性贫血、特发性血小板减少性紫癜等类风湿性关节炎等疾病。

（2）赫赛汀 Herceptin（Herceptin®，Trastuzumab，曲妥珠单抗）

以 HER2 为靶点的人源化单克隆抗体，是第一个分子靶向的抗癌药，适应症为转移性乳腺癌，通过阻断 HER2 的功能从而阻止癌细胞的生长和转移。赫赛汀既可以作为单药治疗，也可以与化疗药物如紫杉醇等联合应用；其不仅能降低早期乳腺癌的复发风险，还能显著改善晚期（转移性）乳腺癌的生存。1998 年被 FDA 首次批准用于治疗 HER2 阳性的晚期乳腺癌转移患者，2000 年在欧盟获准用于治疗 HER2 阳性的晚期（转移性）乳腺癌，2002 年被中国 SFDA 批准上市。赫赛汀在欧洲、美国、日本以及部分发展中国家拥有极好的销售成绩，同时也为罗氏带来巨额利润，属于"超级重磅炸弹"药物。

（3）阿瓦斯汀 Avastin（Avastin®，Bevacizumab，贝伐珠单抗）

以 VEGFR 为靶点的人源化单克隆抗体，包含了人源抗体的结构区和可结合 VEGF 的鼠源单抗的互补决定区，其通过抑制 VEGF 的生成阻断对肿瘤的血液供应从而杀伤癌细胞。该药于 2004 年获 FDA 批准上市，用于治疗乳腺癌。此外，这种药物还被 FDA 批准用于治疗肺癌、结肠癌和直肠癌，并在欧洲获准用于治疗乳腺癌。

4.2.3 美国、日本、欧洲、中国、澳大利亚是抗肿瘤抗体药物的主要目标市场

在现代市场经济运行机制中，专利是企业用来遏制竞争对手、提升市场竞争力的武器，是谋求市场利益的工具，更是企业经营决策的资源和重要依据，其关系到企业当前及预期市场利益和企业的发展机会。就技术布局而言，以核心专利为中心，通过合理设计、规划一系列专利构筑形成专利组合，为竞争对手设置障碍，让自身获得尽可能多的市场机会和利益。对抗肿瘤抗体领域专利申请的目标国家或地区进行分析，可以了解这一技术领域相关地区的市场竞争力，预估相关专利技术的市场布局以及抗体药物准备"销"往何处去。

图 4-2-5 显示了抗肿瘤抗体药物领域专利申请量位居前 8 位的国家或地区。美国专利的申请量为 8822 项，远高于其他国家或地区，这主要是由于美国在该技术领域具有突出的研发优势导致来自美国本土的申请量很高，同时也说明对申请人而言美国是一个巨大的目标市场。此外，日本、欧洲、澳大利亚的专利申请量分别为 3048 项、2730 项、1855 项，表明这些地区的市场前景广阔，我国企业可积极参与其中。

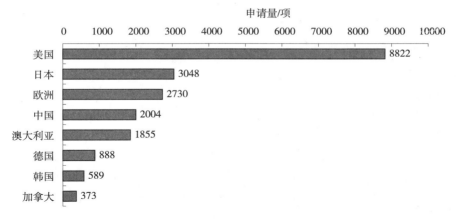

图4-2-5　抗肿瘤抗体全球专利申请国家或地区分布

　　抗肿瘤抗体药物领域中国专利的申请量为2004项，仅次于美国、日本、欧洲，这一方面显示出我国企业越来越关注该领域的技术发展，国内申请人提出的专利申请数量较多；另一方面也体现了我国是一个潜力巨大的药物市场，国外申请人正加紧在我国进行专利布局。申请人以某个国家或地区作为目标申请国家或地区时有两个重要的考虑因素：一是该国或地区存在足够的市场需求；二是该国民众整体上具备相当的经济承受能力。中国成为一个重要的目标市场国，表明了我国经济正在稳步发展，民众收入也逐步增长，越来越受到各国申请人的重视。

4.3　抗肿瘤抗体药物中国专利分析

4.3.1　国外公司垄断中国市场，国内企业以跟随为主

　　中国专利包括国外来华申请和来自国内申请人的申请（国内申请）。对抗肿瘤抗体领域中国专利的申请量年度变化趋势进行分析，结果显示于图4-3-1中。1985~2015年，抗肿瘤抗体药物领域的中国专利申请共计9948件，其中7337件为国外来华申请，2611件为国内申请。

　　在抗肿瘤抗体领域，国外公司以其绝对的技术优势在中国市场上占据垄断性地位，这些公司通过精心的专利布局限制竞争对手在中国市场的产品空间。基因泰克、罗氏等国外大公司的专利申请中涉及抗体产品，制备方法和医药用途等保护主题，所涉及的抗体针对多种不同的靶标，而特定的靶标又与特定的疾病密切相关，这些公司长期占据抗肿瘤抗体药物中国市场的主体地位。

　　我国自20世纪80年代开始单克隆抗体的研究开发，经过20多年的发展，已经初步实现了从基础研究到产业化的跨越，在新型结构抗体的开发、抗体药物的规模化制备和抗体药物创新等方面均取得了重大突破。但由于抗体药物研发具有门槛高、进入风险大、研发周期长的特点，国内创新主体的研发水平与国外仍存在较大差距。目前，

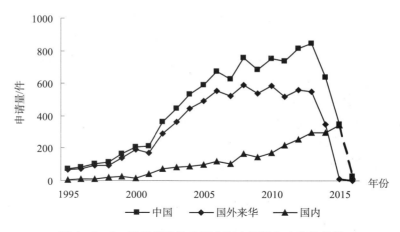

图 4 – 3 – 1　抗肿瘤抗体中国专利申请量年度变化趋势

国内医药企业主要采取跟随战略，以模仿国外上市药物为主，要想在激烈的竞争中占有一定的市场份额，必须规避或攻破竞争对手的专利壁垒，寻找机会形成自身的专利防御体系。

4.3.2　抗肿瘤抗体药物中国专利 1/3 以上来自美国，国内研发基地主要集中于上海、北京

中国市场消费潜力巨大，是各大制药企业重点争夺的市场之一。我们对抗肿瘤抗体药物领域国外来华申请（7337 件）的来源国家以及国内申请（2611 件）的申请人地区分布进行了分析，结果显示于图 4 – 3 – 2 和图 4 – 3 – 3 中。

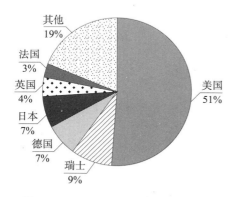

图 4 – 3 – 2　抗肿瘤抗体中国专利的
国外来华申请人分布

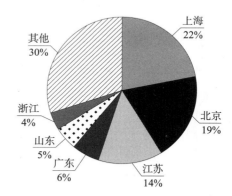

图 4 – 3 – 3　抗肿瘤抗体中国专利的
国内申请人分布

国外来华申请中，美国以 3758 件的申请量高居世界第一，占国外来华总申请量的一半以上，遥遥领先于其他国家，显示出美国在这一领域具有绝对的技术优势。瑞士、德国、日本、英国分别以 9%、7%、7%、4% 的申请量居于国外来华申请量的第 2 ~ 5 位。

国内已经形成了以上海、北京为中心的抗肿瘤抗体药物研发基地，这两地的申请量分别为 568 件、504 件；二者合起来占国内总申请量的 41%。此外，江苏、广东、山东、浙江分别以 14%、6%、5%、4% 的申请量居于国内申请量的第 3~6 位。可以看出，国内申请人主要分布在我国东部和南部比较发达的地区，与地区的经济发展程度和科研教育水平密切相关。

4.3.3　国外大公司在中国市场占主要地位，国内产业化程度较低

如图 4-3-4 所示，对抗肿瘤抗体领域中国专利的重点申请人进行分析，罗氏和基因泰克分别以 246 件、170 件的申请量遥遥领先，可见罗氏十分重视中国大陆市场，同时也印证了二者是抗肿瘤抗体药物研发领域的巨头。罗氏关于抗体药物的研究一直位于世界最高水平之列，其研发实力和专利储备在 2009 年完全控股基因泰克后得到进一步加强，罗氏无疑已经成为抗肿瘤抗体药物领域实力最强劲的公司。随着罗氏加大在中国的研发力度和拓展中国的市场份额，可以预见，未来一段时间内罗氏在华抗肿瘤抗体药物专利申请量仍会维持较高的水平。此外，中外制药株式会社、诺华、先灵公司❶等国外大公司在中国的专利申请量也均在 70 件以上，这说明中国成为国外各大企业争相占领的市场，国外大公司在抗肿瘤抗体药行业的中国市场上已经占据垄断性地位，并且通过精心的专利布局，形成专利壁垒，国内相关企业在实施相关技术时存在一定的障碍。

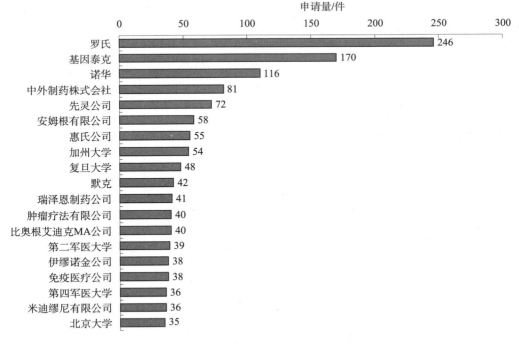

图 4-3-4　抗肿瘤抗体领域中国专利排名前 19 位的申请人

---

❶　为体现数据历史性，本章有些被收购的公司如先灵公司不与收购方一同统计，单独列出。

国内共有 4 位申请人进入了该领域中国专利申请量前 20 名的行列，依次是复旦大学（48 件）、第二军医大学（39 件）、第四军医大学（36 件）和北京大学（35 件）。需要特别提及的是，国内知名的生物制药公司上海中信国健、百泰生物、北京天广实的申请量分别为 13 件、12 件和 6 件。可以看出，与国外对抗肿瘤抗体药物的研发以企业为主相比，国内是以大学为主，主要发明人属于学者型人才；国内企业在这方面的研究相对较弱，说明我国在该领域的产业化程度有待进一步加强。

4.3.4 明星药物的中国专利布局

抗体药在肿瘤治疗领域取得了很好的成绩，至今已成为各大制药企业争相布局的"金矿产业"。由基因泰克开发的、已上市的抗肿瘤明星药包括：美罗华、赫赛汀和阿瓦斯汀。我们对这 3 种药物在中国的专利布局进行了分析，为国内相关领域的研发机构提供借鉴。

1. 美罗华

（1）核心专利

申请号及申请日：CN93121424.6；1993.11.12

授权公告号及公告日：CN1270774C；2006.8.23

发明名称：抗人类 B 淋巴细胞限制分化抗原的嵌合及放射标记抗体

主要技术方案：免疫活性嵌合抗 CD20 抗体，其具有……所示的可变重链序列和……所示的可变轻链序列以及人 IgG1 恒定区；所述免疫活性嵌合抗 CD20 抗体可用于治疗 B 细胞淋巴瘤。

（2）分案申请

美罗华的核心专利对应的分案申请共 4 件，均已获得授权，详述如下。

① 专利申请号及申请日：CN200410048808.3；1993.11.12

授权公告号及公告日：CN1607006B；2012.9.19

发明名称：抗人类 B 淋巴细胞限制分化抗原的嵌合及放射标记抗体在治疗 B 细胞淋巴瘤中的应用

主要技术方案：免疫活性嵌合抗 CD20 抗体在制备治疗 B 细胞淋巴瘤的药物中的应用，其中所述抗 CD20 抗体是由含有如下核酸的细胞生成的嵌合抗 CD20 抗体，该核酸具有……所示重链可变区编码核苷酸序列、或编码……所示相同氨基酸序列的核苷酸序列；……所示轻链可变区编码核苷酸序列、或编码……所示相同氨基酸序列的核苷酸序列；和编码人 IgG1 恒定区的核苷酸序列。

② 专利申请号及申请日：CN200610090080.X；1993.11.12

授权公告号及公告日：CN101007850B；2012.5.30

发明名称：抗人类 B 淋巴细胞限制分化抗原的嵌合及放射标记抗体

主要技术方案：免疫活性嵌合抗 CD20 抗体在制备消除人类患者 B 细胞的药物中的用途，其中所述抗 CD20 抗体不与放射性同位素或毒素偶联，且包含 C2B8 的轻链和重链氨基酸序列。

③ 专利申请号及申请日：CN200610090082.9；1993.11.12

授权公告号及公告日：CN1912111B；2010.5.26

发明名称：抗人类 B 淋巴细胞限制分化抗原的嵌合及放射标记抗体

主要技术方案：编码嵌合抗 – CD20 抗体的分离的核苷酸序列，该嵌合抗 – CD20 抗体包含……所示的重链可变区序列和……所示的轻链可变区序列。

④ 专利申请号及申请日：CN200610090084.8；1993.11.12

授权公告号及公告日：CN101007851B；2012.9.12

发明名称：抗人类 B 淋巴细胞限制分化抗原的嵌合及放射标记抗体

主要技术方案：免疫活性嵌合抗 CD20 抗体，它是由含有如下核酸的细胞生成的嵌合抗 CD20 抗体，该核酸具有……所示重链可变区编码核苷酸序列、或编码……所示相同氨基酸序列的核苷酸序列；……所示轻链可变区编码核苷酸序列、或编码……所示相同氨基酸序列的核苷酸序列；和编码人恒定区的核苷酸序列。

2. 赫赛汀

（1）核心专利

申请号及申请日：CN96195830.8；1996.7.23

授权公告号及公告日：CN151842C；2004.6.2

发明名称：稳定等渗的冻干蛋白制剂

主要技术方案：一种稳定的重建制剂，它包含含量至少为 50mg/mL 的抗体和稀释剂，重建制剂是从抗体和溶解保护剂的冻干混合物制得的，所述抗体是抗 IgE 抗体或抗 HER2 抗体，所述制剂可用于治疗以 HER2 受体过度表达为特征的癌症，如乳腺癌、卵巢癌、唾液腺癌、肾癌、子宫内膜癌、肺癌、结肠癌、膀胱癌等疾病。

（2）分案申请

赫赛汀的核心专利对应的分案申请共 4 件，其中 CN200710192806.5 这件分案申请的授权权利要求书中仅涉及抗 IgE 抗体，并不涉及抗 HER2 抗体；另外 2 件分案申请 CN200710192812.0 和 CN201110410281.4 为视撤状态，未获得授权。下面仅列出了已获得授权的 1 件分案申请。

专利申请号及申请日：CN200410030256.3；1996.7.23

授权公告号及公告日：CN100360184C；2008.1.9

发明名称：稳定等渗的冻干蛋白制剂

授权权利要求书中的主要技术方案：一种制剂，包含含量约为 5 ～ 40mg/mL 的抗 HER2 抗体，含量为 10 ～ 100mM 的蔗糖或海藻糖，缓冲液和表面活化剂。所述制剂可用于治疗以 HER2 过度表达为特征的癌症，包括乳腺癌、卵巢癌、胃癌、子宫内膜癌、唾液腺癌、肺癌、肾癌、结肠癌和膀胱癌。

（3）其他相关申请

专利申请号及申请日：CN201080043414.2；2010.7.28

授权公告号及公告日：CN102573789B；2015.9.30

发明名称：皮下抗 HER2 抗体配制剂

主要技术方案：用于皮下注射的药学活性抗 HER2 抗体的高度浓缩的稳定的药物配制剂，其包含：a. 50～350mg/ml 抗 HER2 抗体；b. 1～100mM 缓冲剂，其提供 pH 5.5±2.0，其中所述缓冲剂是组氨酸缓冲液；c. 1～500mM 稳定剂或两种或更多种稳定剂的混合物，其中所述稳定剂是糖类；d. 0.01%～0.08% 非离子型表面活性剂；和 e. 150～16，000 个 U/mL 透明质酸酶。所述制剂可用于治疗癌症，包括胃癌、转移性乳腺癌或早期乳腺癌。

此外，该申请有 1 件对应的分案申请，其申请号为 CN201510673057.2；申请日为 2010.7.28，这件申请尚处于实质未决状态。

3. 阿瓦斯汀

（1）核心专利

基因泰克为其开发的针对 VEGF 的人源化抗体同日提出了 2 件国际专利申请，这 2 件申请均进入中国并获得授权，详细介绍如下。

① 申请号及申请日：CN98805910.X；1998.4.3

授权公告号及公告日：CN1191276C；2005.3.2

发明名称：人源化抗体和制备人源化抗体的方法

主要技术方案：针对血管内皮生长因子（VEGF）的人源化抗体，非人抗体的互补决定区 CDR 被接枝到含 $V_L\kappa$ 亚组 I （$V_1\kappa$I）和 V_H 亚组 III （V_HIII）的人构架上，其中在 V_L 区中代表性编号残基 4 和 71 中至少一个残基被与该位置上氨基酸不同的氨基酸所取代，而且在 V_H 区中代表性编号残基 24、37、67、69、71、73、75、76、78、93 和 94 中至少 3 个残基被与该位置上氨基酸不同的氨基酸所取代。所述人源化抗体是通过使用单价噬菌体展示系统对结合 VEGF 的鼠源抗体进行人源化制备得到的，该抗体能够抑制肿瘤生长。

② 申请号及申请日：CN98805914.2；1998.4.3

授权公告号及公告日：CN100480269C；2009.4.22

发明名称：抗 - 血管内皮生长因子的抗体

主要技术方案：人源化抗 - VEGF 抗体，它与人 VEGF 结合的 K_d 值不超过 1×10^{-8}M，该抗体的重链可变区包括三个高变区，分别具有如下氨基酸序列：CDRH1 - GYX$_1$FTX$_2$ YGMN，其中 X_1 是 T，而 X_2 是 N；CDRH2 - WINTYTGEPTYAADFKR 和 CDRH3 - YPX$_1$ YYGX$_2$SHWYFDV，其中 X_1 是 H，而 X_2 是 S。所述抗体的制备方法包括：CDR 区随机突变、单价 Fab 噬菌体展示进行的亲和力突变、以及将突变累计组合起来从而提高了人源化抗体对 VEGF 的亲和力，得到的抗体对 VEGF 具有很强的结合能力，可在哺乳动物中抑制 VEGF 诱导型血管生成，能用于治疗肿瘤和视网膜疾病。

（2）分案申请

阿瓦斯汀的核心专利对应的分案申请共 5 件，其中 CN200910147016.4 为驳回失效状态，未获得授权；CN201410411945.2 这件分案申请处于实质未决状态。下面仅列出已获得授权的 3 件分案申请。

① 专利申请号及申请日：CN200710197140. 2；1998. 4. 3

授权公告号及公告日：CN101210050B；2010. 12. 8

发明名称：抗－血管内皮生长因子的抗体

主要技术方案：一种人源化抗－VEGF 抗体，其重链可变区包括：序列 GYX_1FTX_2 – YGMN 所示的 CDRH1，其中 X_1 是 D，X_2 是 H；序列 WINTYTGEPTYAADFKR 所示的 CDRH2 和序列 $YPX_1YYGX_2SHWYFDV$ 所示的 CDRH3，其中 X_1 是 Y，X_2 是 T；其轻链可变区包括：序列 SASQDISNYLN 所示的 CDRL1；序列 FTSSLHS 所示的 CDRL2 和序列 QQYSTVPWT 所示的 CDRL3。所述抗体能够在哺乳动物中抑制 VEGF 诱导的血管生成，可用于治疗肿瘤和视网膜疾病。

② 专利申请号及申请日：CN200710197141. 7；1998. 4. 3

授权公告号及公告日：CN101210051B；2012. 12. 26

发明名称：抗－血管内皮生长因子的抗体

主要技术方案：一种人源化抗－VEGF 抗体或其片段，其重链可变区包括具有如下氨基酸序列的高变区：由……所示 CDRH1，由……所示 CDRH2 和由……所示 CDRH3，其轻链可变区包括具有如下氨基酸序列的高变区：由……所示 CDRL1，由……所示 CDRL2 和由……所示 CDRL3。所述抗体能够在哺乳动物中抑制 VEGF 诱导型血管生成，可用于治疗肿瘤和视网膜疾病。

③ 专利申请号及申请日：CN200910147017. 9；1998. 4. 3

授权公告号及公告日：CN101665536B；2013. 7. 3

发明名称：抗－血管内皮生长因子的抗体

主要技术方案：一种人源化抗－VEGF 抗体，其重链可变区包含如下高变区氨基酸序列：由序列 GYX_1FTX_2YGMN 所示的 CDRH1，其中 X_1 是 T 或 D，而 X_2 是 N 或 H；由序列 WINTYTGEPTYAADFKR 所示的 CDRH2；和由序列 $YPX_1YYGX_2SHWYFDV$ 所示的 CDRH3，其中 X_1 是 Y 或 H，而 X_2 是 S 或 T，其轻链可变区包含如下高变区氨基酸序列：由序列 SASQDISNYLN 所示的 CDRL1；由序列 FTSSLHS 所示的 CDRL2；和由序列 QQYSTVPWT 所示的 CDRL3。所述抗体可用放射性同位素、荧光标志或酶进行标记从而制备可用于 VEGF 蛋白诊断性分析的试剂。

罗氏/基因泰克为其关键抗肿瘤抗体药物产品在中国提交了一系列专利申请，内容涵盖了上游的新抗体研发和抗体设计改造、中游的抗体制备以及下游的抗体药物制剂和应用，反映出该公司在抗肿瘤抗体领域投入了大量的研发力量。也可以看出，如果我国授权的保护范围没有达到罗氏/基因泰克的预期，其会不断地提交继续申请或分案申请，这也体现出该公司对我国抗肿瘤药物市场的高度重视。在申请策略上，罗氏也以相关药物的基础专利为核心，在药物结构改进、适应症拓展、联合用药等多个后续研发方向上进行大量的专利布局。另外，该公司针对同一技术内容同时提出多项申请，这些申请的权利要求是类似的，但授权文本的保护范围则层次不同、各有侧重。随着中国经济实力和知识产权地位的提升，罗氏越来越重视中国这个新兴市场的专利布局和市场投入，以期作为新的业绩增长点。

4.3.5 国内重点产品及相应专利

我国对于单抗药物的研发起步较晚，据了解，国内有 100 多家企业在做单抗药物的开发，除了中信国健、百泰生物、海正制药等一些老牌企业之外，近几年还涌现出了许多新兴企业，包括丽珠单抗、信达生物、百济神州、嘉和生物以及恒瑞医药等。它们开发的单抗药物的主要适应症就是肿瘤，目前已获 CFDA 批准上市的国产抗肿瘤抗体包括唯美生、利卡汀和泰欣生，而目前真正实现产业化的抗肿瘤抗体药只有百泰生物的泰欣生。

泰欣生（尼妥珠单抗）是百泰生物的拳头产品，其靶向肿瘤细胞 EGFR，适用于治疗 EGFR 表达阳性的 III/IV 期鼻咽癌。该药于 2005 年 4 月获得国家食品药品监督管理局颁发的 I 类新药证书，2012 年 12 月获得 CFDA 批准。上市以来，在国产抗体药的销售榜上始终处于领先位置。

泰欣生源自古巴分子免疫中心的专利技术（专利申请号：CN95118826.7，申请日：1995.11.17；授权公告号：CN1054609C，公告日 2000.7.19）。该专利请求保护的主要技术方案如下：与表皮生长因子受体特异性结合的单克隆抗体，该单克隆抗体包含一种人源化抗体，后者包括非人源的互补决定区，人源的含框架区的可变区和人源的重链和轻链的恒定区，并对 6 个互补决定区的氨基酸序列进行了限定。2011 年 11 月 25日，百泰生物围绕这一产品在治疗胃癌、非小细胞肺癌、结直肠癌、食管癌、头颈部肿瘤等用途同时提交了 5 件专利申请，然而，这些专利申请均未能获得授权，如表 4-3-1 所示。

表 4-3-1　百泰生物围绕药物泰欣生的专利布局

申请号	申请日	发明名称	状　态
CN201110379929.6	2011-11-25	一种单克隆抗体用于治疗胃癌的用途	实审请求视撤失效
CN201110380406.3	2011-11-25	一种单克隆抗体用于治疗非小细胞肺癌的用途	驳回失效
CN201110380181.1	2011-11-25	一种单克隆抗体用于治疗结直肠癌的用途	实审请求视撤失效
CN201110380183.0	2011-11-25	一种单克隆抗体用于治疗食管癌的用途	驳回失效
CN201110380639.3	2011-11-25	一种单克隆抗体用于治疗头颈部肿瘤的用途	撤回专利申请

可以看出，百泰生物对泰欣生的专利布局构成典型的星形专利组合，该组合中的核心专利保护抗体产品本身，然后延伸出一系列专利保护抗体在治疗不同类型肿瘤中

的用途。虽然 2011 年提交的 5 件专利未获得授权，但也能给相关领域的制药企业造成一定的专利障碍，限制竞争对手的产品的应用领域。

　　抗体药开发门槛高，开发周期长，国外公司抢占了抗肿瘤抗体研究热点领域药物研发的先机，在中国市场上占明显优势。国内申请多以抗体的改良药为主，源头创新药物的比例较低，申请量偏少。国内大专院校的发明人已经有意识地推动产学研结合，有了基本固定的合作企业，能够领导研发团队进行抗体药物领域上、中、下游的整体研究，并且成功开发了一些上市的抗肿瘤抗体药物。国内企业在这一领域的开发实力还很有限，与国外先进的研究机构和企业还存在较大差距。国内正处于发展中的抗体药企业要想在激烈的竞争中占有一定的市场份额，必须寻求突破竞争对手的专利壁垒，或者利用专利间隙突破原有的壁垒来限制强大的竞争对手，并利用自身的资源去占有新的专利。

4.4　免疫检查点抗体

　　2015 年 12 月 6 日，美国前总统吉米·卡特透露了一个振奋人心的好消息：他成功战胜了癌症。卡特与癌症战斗的胜利在很大程度上应当归功于免疫检查点抗体技术的发展，其采用的 Pembrolizumab 是一种于 2014 年上市的免疫检查点单抗药物。本报告对免疫检查点抗体相关的全球和中国专利进行了分析和梳理，以便了解免疫检查点抗体在全球和中国的专利布局，排查该领域在华重点专利并进行专利风险分析，对国内企业在该领域的研发作出预警和提出建议。课题组还试图通过对 Pembrolizumab 进行专利申请和市场活动等几个方面的研究，期望探讨相关企业在专利布局方面的成功之处。

4.4.1　异军突起的免疫检查点抗体

　　免疫检查点疗法是一类通过调节 T 细胞活性来提高抗肿瘤免疫反应的治疗方法，❶已经加入了由手术、放疗、化疗和靶向治疗等组成的"抗癌大军"中。由 FDA 批准的 4 种抗肿瘤免疫检查点抗体药物中，一种是特异性结合 T 细胞表面 CTLA－4 受体的抗体类药物，叫作 Ipilimumab（BMS），于 2011 年得到批准；另有两种是特异性结合 T 细胞表面 PD－1 受体的抗体类药物，分别叫作 Pembrolizumab（默沙东）与 Nivolumab（BMS），于 2014 年得到批准；还有一种是特异性结合 PD－L1 的抗体类药物，叫作 Atezolizumab（罗氏），于 2016 年得到批准。

　　Axel Hoos 于 2016 年 3 月发表在 Nature Reviews Drug Discovery 上的综述❷中列举了已上市和待审查的肿瘤免疫治疗抗体药物，其中包括了前述 3 种免疫检查点抗体，如图 4－4－1 所示。

❶ Padmanee, et al. The future of immune checkpoint therapy [J]. Science, 2015, 348 (6230): 56－61.

❷ Axel H. Development of immuno－oncology drugs—from CTLA4 to PD1 to the next generations [J]. Nature Reviews Drug Discovery, 2016 (15): 235－247.

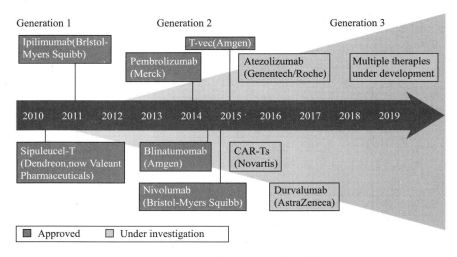

图 4 - 4 - 1　三代肿瘤免疫治疗药物

　　与之前的药物相比，这 3 种药物在抗癌方面具有完全不同的特性：首先，它们并不直接作用于肿瘤细胞，而是通过作用于 T 细胞间接杀伤肿瘤细胞；其次，它们并不是针对肿瘤细胞表面的某些特定物质，而是系统性地增强了全身的抗肿瘤免疫反应。在一小部分特定的癌症类型中，CTLA - 4 抗体类药物已经能够有效延长患者寿命长达 10 年。

　　20 世纪 90 年代中期，人们逐渐了解了 T 细胞的激活受到多种复杂的信号调节。CTLA - 4 是一类表达在 T 细胞表面的分子，能够抑制 T 细胞的活化。基于对 CTLA - 4 功能的了解，人们开始猜想是否通过解放内源的 T 细胞活化程度就能够起到广谱地杀伤肿瘤的效果，而无须再去考虑特异性的抗原物质。很多实验室均通过小鼠模型验证了这一猜想，并最终促成了 CTLA - 4 阻断抗体 Ipilimumab 的问世。Ipilimumab 是一个抗人 CTLA - 4 的抗体药物，它于 90 年代末进入临床试验。与预期相符，Ipilimumab 能够抑制多种肿瘤类型患者的病情恶化。Ⅰ期/Ⅱ期临床试验结果显示：Ipilimumab 能够有效抑制黑色素瘤、肾细胞癌、前列腺癌、尿道癌以及卵巢癌的恶化。在Ⅲ期临床中，Ipilimumab 被用于治疗晚期黑色素瘤患者，结果显示患者的寿命明显延长。重要的是，在 20% 以上的寿命延长 4 年以上的患者中发现了免疫反应的唤起。

　　Ipilimumab 的问世开辟了免疫检查点疗法的方向。现在我们知道了更多的免疫检查点分子，其中包括本庶佑在 1992 年发现的 PD - 1。PD - 1 也有 2 种配体，分别叫作 PD - L1 与 PD - L2，它们在各类型细胞表面均有表达。与 CTLA - 4 不同，PD - 1 并不阻断共刺激信号，而是直接抑制 TCR 下游的信号。同样，抗 PD - 1 的抗体药物也获得了明显的治疗效果。

　　由于 CTLA - 4 与 PD - 1 的作用机理不同，那么也就意味着两种药物联合使用或许会获得更佳的治疗效果，在小鼠模型上的实验也确实验证了这一假设。2013 年，Ⅰ期临床试验的结果证明：抗 CTLA - 4（Ipilimumab）与抗 PD - 1（Nivolumab）联合用药能够抑制 50% 晚期黑色素瘤患者的肿瘤恶化情况。

目前，除 CTLA – 4 和 PD – 1 抗体已经获得批准外，其他检查点受体和配体靶向的临床试验也在不断增加，包括 LAG – 3、TIM – 3、B7H3（CD276）、CD39、CD73 以及腺苷 A2a 受体。大多数这些免疫检查点的开发结合了 PD – 1 通路抑制抗体。这其中的一些检查点分子与 PD – L1 共表达，为这类双重阻断疗法提供了依据。❶

4.4.2 免疫检查点抗体相关专利

课题组以全球和中国范围内免疫检查点的专利申请总量为基础，通过数量的统计分析来研究全球免疫检查点的发展趋势和发展特点，包括从申请量年度变化趋势、申请的来源地和目的地，以及主要申请人和技术主题分布等方面进行分析比较，为国内相关企业或科研单位在该领域的研发提供指导和借鉴。

4.4.2.1 近年来免疫检查点抗体专利申请量呈井喷态势

首先，我们考察了免疫检查点抑制剂抗体的全球和中国专利申请量随时间的变化情况，如图 4 – 4 – 2 和图 4 – 4 – 3 所示。对于中国专利申请量的变化趋势，我们还进一步考察了国外来华申请和来自国内申请人的申请（国内申请）的数量比较。

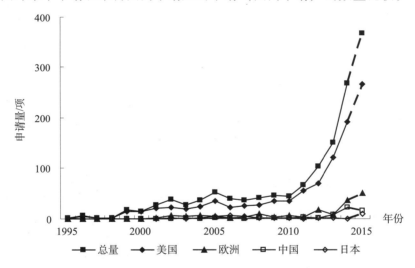

图 4 – 4 – 2　免疫检查点抑制剂抗体全球专利申请量年度变化趋势

从图 4 – 3 – 2 和图 4 – 3 – 3 可以看出，免疫检查点抑制剂抗体的全球专利申请量自 2010 年后增长迅猛，从之前的每年不足 100 件陡增至接近每年 400 件，并且仍然处于快速上升的过程中，这充分表明免疫检查点抑制剂抗体是一项新兴技术和研究热点。对此，我们认为，这种专利申请量急剧增长的情况的出现与 2011 年 FDA 批准抗 CTLA – 4 的单克隆抗体 Ipilimumab 的上市不无关系。而随后 2014 年针对 PD – 1/PD – L1 的 2 种抑制剂抗体的成功上市，更是进一步点燃了各大企业和科研院所对于相关专利申请的

---

❶　Suzanne L., Topalian, et al. Mechanism – driven biomarkers to guide immune checkpoint blockade in cancer therapy [J]. Nature Reviews Cancer, 2016（16）：275 – 287.

热情。可以想象，在可预见的未来，随着免疫检查点相应靶点的种类、机理和病理研究进一步深入，针对不同免疫检查点和不同癌症种类的不同抗体的进一步开发和相应的专利申请在很长一段时间内仍然会保持井喷态势，直至相应的市场被彻底瓜分。

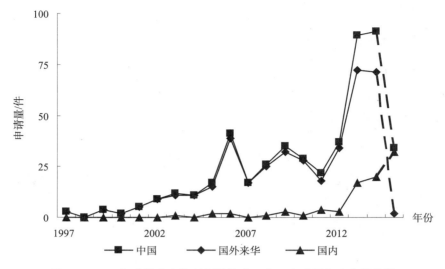

图4-4-3　免疫检查点抑制剂抗体中国专利申请量年度变化趋势

此外，由于药物研发周期一般相对较长，而人们对于免疫系统的研究仍然不够成熟，对免疫检查点和肿瘤发生之间的关联以及阻断某个/某些免疫检查点可能带来的免疫系统的整体变化仍然不是非常清楚，导致免疫检查点抑制剂药物研发成功非常困难，因此可以预计各种免疫检查点抑制剂药物的研发将会是一个漫长的过程，而其间相应专利申请量将继续快速增长。

另外，中国的相关专利申请量也增长明显，由2000年左右的十几件增加到接近100件，显示中国是免疫检查点抑制剂抗体的一个重要市场。对中国专利申请量的细化研究表明，在2012年之前，中国的免疫检查点抑制剂抗体专利申请主要是国外来华申请，国内企业和科研院所对此的相应申请量几乎为零。而自2013年开始，国内申请量快速增长，到2015年已经接近中国申请总量的一半。这表明在2011年FDA批准抗CTLA-4单克隆抗体Ipilimumab上市之后，国内企业和科研院所逐渐开始重视免疫检查点抑制剂抗体的研究，并积极投入研究力量，试图在免疫检查点抑制剂药物这一未来前景看好的市场上分一杯羹。

接下来，我们考察了免疫检查点抑制剂抗体全球专利申请量的国家或地区分布情况，如图4-4-4所示。

我们考察了分别针对CTLA-4和PD-1/PD-L1这两类免疫检查点靶点的抗体的全球专利申请量分布情况，以及针对其他6种目前研究较多的免疫检查点靶点OX40、4-1BB、GITR、TIM-3、LAG-3和VISTA的抗体的全球专利申请量分布。从图中可以看出，免疫检查点抑制剂抗体在美国的专利布局最多，其中以CTLA-4的专利申请量最多，但PD-1/PD-L1抗体的专利申请量与其差距并不明显，可见CTLA-4和

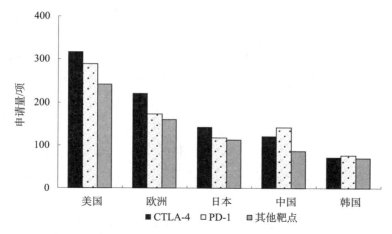

图 4 - 4 - 4　免疫检查点抑制剂抗体全球专利申请国家或地区分布

PD - 1/PD - L1 均是目前研究最多的靶点。值得一提的是，在中国的专利申请中，CTLA - 4 抗体的专利申请量明显低于 PD - 1/PD - L1 抗体，显示国内申请人更多关注后者，这可能是因为 CTLA - 4 抗体 Ipilimumab 上市相对较早，其市场占有已经比较稳定，而抗 PD - 1/PD - L1 的两种抗体都是 2014 年才上市，其在市场发展上仍有空间。

　　相对于 CTLA - 4 和 PD - 1/PD - L1 而言，我们研究的其他 6 种靶点抗体申请量之和才能与前述两种靶点各自的申请量相当，显示其研究热度远远不如前二者。对此我们认为，随着 CTLA - 4 和 PD - 1/PD - L1 上市药物市场份额的逐渐确立和其他靶点的机理/病理研究的进一步成熟，CTLA - 4 和 PD - 1/PD - L1 之外的其他免疫检查点抗体药物的研发必将快速发展，甚至其中有望出现下一批成功上市的药物。这一方面是由于市场竞争，同类药物的市场竞争必然比新型药物更为艰难；另一方面是由于免疫检查点抗体药物的自身缺陷，即目标特异性非常强，需要对适应症进行细分，造成其总体有效率并不高（每种免疫检查点抗体药物所能有效针对的患者人数不高），同时往往依赖于多种免疫检查点抗体药物的联合用药。

　　然后，我们考察了免疫检查点抑制剂抗体的专利技术来源如表 4 - 4 - 1 所示。

表 4 - 4 - 1　免疫检查点抑制剂抗体全球专利技术来源　　　　单位：项

来源地	CTLA - 4	PD - 1/PD - L1	其他靶点
美国	354	385	282
欧洲	63	47	57
澳大利亚	19	11	11
中国	13	37	7
日本	9	15	8
印度	5	5	0
韩国	5	4	6
菲律宾	1	0	1
俄罗斯	1	0	1

表4-4-1 给出了免疫检查点抑制剂抗体全球专利技术来源，其中涉及 CTLA-4、PD-1/PD-L1 和其他6 种靶点的抗体申请来源地。从三类靶点英文专利的地区分析可以看出，美国在免疫检查点抗体领域的申请量遥遥领先，显示了美国在该领域的强大科研实力。中国目前的申请量相对还比较落后，主要处于跟进状态。

最后，我们考察了两类主要靶点 CTLA-4、PD-1/PD-L1 的申请人分布情况，如图4-4-5 和图4-4-6 所示。

申请量/项

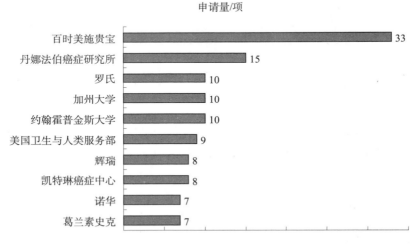

图4-4-5　CTLA-4 靶点的主要申请人专利申请分布

申请量/项

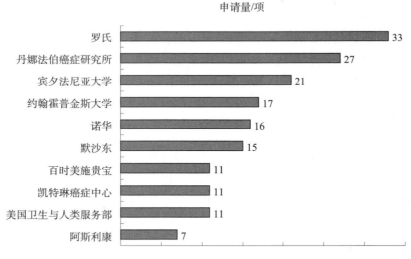

图4-4-6　PD-1/PD-L1 靶点的主要申请人专利申请分布

由图4-4-5 和图4-4-6 可见，两类主要靶点 CTLA-4、PD-1/PD-L1 的申请人以跨国巨头药企如百时美施贵宝、罗氏、诺华、默沙东等为主，一些大学和科研机构也涉足其中。但是，各大主要申请人的申请量并不高，显示该领域的申请人分布较为分散，垄断程度较低。另外，我们也应该注意到，拥有相应上市药物的 3 家药企百时美施贵宝、罗氏、默沙东均拥有一定数量的专利申请，显示出其对于相应药物专利布局的重视。

4.4.2.2　免疫检查抑制剂抗体新靶点的开发

如前所述，目前市场上已经成功的免疫检查点抗体所针对的主要靶点有 CTLA－4 和 PD－1/PD－L1，但是一方面，这两类靶点的相应抗体药物已经上市，其剩余市场容量已经相对不大；同时，由于人类免疫系统和肿瘤之间的分子水平的机理研究远远没有达到成熟，针对这两类靶点的抗体在治疗效果和适用范围方面仍然存在很大的缺陷，因此科学家在继续努力探索人类免疫系统对肿瘤的作用机理的同时，还在不断开发新的靶点作为免疫检查点抗体的作用对象，并持续关注不同免疫检查点抗体的联合用药情况。例如，针对方兴未艾的 PD－1 靶点，Diana Romero 于 2016 年 3 月发表的文献甚至喊出了"PD－1 再见，TIM－3 你好"的口号。[1] 从而，在针对其他靶点的免疫检查点抗体药物方面存在各种潜在的可能性，而目前的全球市场上相应产品仍然是空白，因此对于我国的制药企业而言存在一定程度的机遇。因此，我们对于目前人们所认为的免疫检查点抑制剂抗体主要靶点进行了研究。

目前已知的免疫检查点种类众多，其分为共抑制分子和共刺激分子两大类，前者提供抑制免疫的共抑制信号，后者提供增强免疫的共刺激信号。对于共抑制分子类而言，除了已经存在成功上市靶向药物的 CTLA－4 和 PD－1/PD－L1 两类靶点外，一些新的抑制性免疫检查点正在早期临床或临床前研究中，包括淋巴细胞活化基因－3（lymphocyte activation gene－3，LAG－3），T 细胞免疫球蛋白和黏蛋白 3（T cell immuno－globulin and mucin protein 3，TIM－3），T 细胞活化的 V 结构域免疫球蛋白抑制剂（V－domain immunoglobulin suppressor of T cell activation，VISTA）等，其中靶向 LAG－3 的抗体 BMS986016 治疗晚期实体瘤的 I 期临床研究正在进行中。靶向 TIM－3 研究表明，黑色素瘤患者中 TIM－3 与 PD－1 共同表达，且在一些实体瘤的治疗中表现出一定疗效。靶向 VISTA 的抗体在临床前研究中也显示出抗肿瘤潜力。此外，作为免疫检查点治疗领域的重要组成，靶向共刺激分子的单抗药物也逐渐进入大众视野，例如，靶向 CD137/4－1BB 的单抗 PF－05082566 和 urelumab，靶向 CD27 的单抗 CDX－1127，靶向 CD40 的药物 ChiLob 7/4、dacetuzumab 和 lucatumumab，靶向糖皮质激素诱导的肿瘤坏死因子受体（glucocorticoid－induced tumor necrosis factor receptor，GITR）的抗体 TRX518，以及靶向 CD134/OX40 的药物等都已进入临床研究阶段。[2] 基于目前的药物开发情况和关注程度，我们选取了 OX40、4－1BB、GITR、TIM－3、LAG－3 和 VISTA 6 种免疫检查点分子进行了详细研究，如图 4－4－7 所示，其中 TIM－3、LAG－3 和 VISTA 属于共抑制分子类，OX40、4－1BB 和 GITR 属于共刺激分子类免疫检查点分子。

---

[1] Romero D. PD－1 says goodbye, TIM－3 says hello [J]. Nature Reviews Clinical Oncology, 2016 (13): 202－203.

[2] 张敏，李佳，俞德超. 单克隆抗体药物在肿瘤治疗中的研究进展 [J/OL]. 实用肿瘤杂志，2015 (06). http://www.cnki.net/kcms/detail/33.1074.R.20151203.0951.004.html.

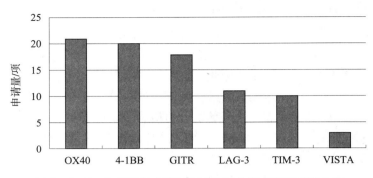

图4-4-7 免疫检查点抑制剂抗体其他靶点专利申请分布

图4-4-7显示了除CTLA-4和PD-1/PD-L1之外其他6种靶点的全球专利申请量的分布情况。在我们重点关注的6种其他靶点中，OX40、4-1BB和GITR三类共刺激分子靶点的申请量之和达到了所有其他靶点申请量的3/4，其他三类共抑制分子TIM-3、LAG-3和VISTA靶点的抗体专利申请量相对较低。

接下来，针对上述6种靶点OX40、4-1BB、GITR、TIM-3、LAG-3和VISTA进行了解读和梳理，考察了各靶点的申请人分布，特别是中国的专利申请状况，试图了解在这些领域各主要申请人的专利布局。

首先考察了全球范围内这6种靶点抗体的专利申请人分布。经统计，全球范围内针对这6种靶点的抗体专利申请共77项，申请量排名前7位的申请人如表4-4-2所示。

表4-4-2 6种靶点的抗体专利主要申请人

申请人	靶点	申请量/项
百时美施贵宝	4-1BB、GITR、LAG-3	8
辉瑞	4-1BB	4
得克萨斯大学	OX40	4
麒麟株式会社	TIM-3、4-1BB、OX40	4
诺华	GITR、LAG-3	3
罗氏（基因泰克）	OX40	3
达特茅斯大学	VISTA	3

表4-4-2显示了6种靶点的抗体全球专利申请量排名前7位的申请人及其专利申请涉及的靶点和申请量。整体而言，针对这些靶点的抗体专利申请非常分散，排名最高的百时美施贵宝也只有8项申请，绝大部分申请人的申请量仅有1~2项。这表明目前该领域的药物开发尚处于起步阶段，在没有进一步的临床研究成果之前申请人还没有积极地进行外围性质的专利申请。可以预计，一旦有针对这6种靶点的抗体药物成功上市，这方面的专利申请量将会大幅增加。

中国专利申请中针对这 6 种靶点的抗体专利申请情况显示于表 4 - 4 - 3 中。国内对于上述 6 种靶点的抗体药物开发并不活跃，仅有相应的 6 件国内申请，其申请人主要是科研院所和高校，如中科院、苏州大学等，而国外大型药企则已经开始在中国进行专利布局，其中包括了百时美施贵宝、默沙东、辉瑞、葛兰素史克等巨头企业。对此，课题组认为，目前国内制药企业在该领域可以尝试开始投入，或者联合科研院所进行一定的初步临床研究，或者开发相应的抗体并尽早申请专利，争取在未来的免疫检查点抗体药物领域占有一席之地。

表 4 - 4 - 3　中国专利申请中针对 6 种靶点的抗体专利申请

申请号	申请人	靶点	法律状态
CN97198565.0	布里斯托尔 - 迈尔斯·斯奎布公司	4 - 1BB	视撤
CN03807877.5	莱顿大学医学中心	4 - 1BB	驳回
CN03812095.X	特鲁比昂药品公司	4 - 1BB	视撤
CN200480029775.6	布里斯托尔 - 迈尔斯·斯奎布公司	4 - 1BB	授权
CN200780038601.X	斯克利普斯研究院	4 - 1BB	视撤
CN200880124203.4	生物医学工程应用医药研究中心有限公司；国家卫生和医药研究所	4 - 1BB	视撤
CN200910157592.7	中国科学院生物物理研究所	4 - 1BB	授权
CN201180054004.2	辉瑞	4 - 1BB	授权
CN201610034818.4	辉瑞	4 - 1BB	未决
CN200480017401.2	WYETH 公司；由卫生与人类服务部代表的美利坚合众国政府	GITR	视撤
CN200680006891.5	根茨美公司	GITR	视撤
CN200680018394.7	托勒克斯股份有限公司	GITR	驳回
CN200880106968.5	托勒克斯股份有限公司	GITR	视撤
CN200980134895.5	新兴产品开发西雅图有限公司	GITR	驳回
CN200980136139.6	国立大学法人三重大学；宝生物工程株式会社	GITR	授权
CN201080049756.5	先灵公司	GITR	未决
CN201310021575.7	中国科学院上海巴斯德研究所	GITR	授权
CN201410047532.0	默沙东	GITR	未决
CN201480046383.4	默沙东	GITR	未决
CN200980139549.6	梅达雷克斯有限责任公司	LAG - 3	授权
CN201380035443.8	百时美施贵宝	LAG - 3	未决
CN201410132483.0	梅达雷克斯有限责任公司	LAG - 3	未决

申请号	申请人	靶点	法律状态
CN201480028079.7	葛兰素史克	LAG - 3	未决
CN200510038729.9	苏州大学	OX40	授权
CN200680044085.7	麒麟医药株式会社；拉霍拉敏感及免疫学研究所	OX40	授权
CN200880120734.6	布里斯托尔 - 米尔斯·斯奎布公司；辉瑞	OX40	授权
CN201180051223.5	得克萨斯大学	OX40	授权
CN201210393680.9	苏州丁孚靶点生物技术有限公司	OX40	授权
CN201280052153.X	得克萨斯大学	OX40	未决
CN201280056242.1	比奥塞罗克斯产品公司	OX40	未决
CN201480028619.1	比奥塞罗克斯产品公司；杨森制药公司	OX40	未决
CN201110407008.6	中国人民解放军军事医学科学院基础医学研究所	TIM - 3	授权
CN201180028878.0	协和发酵麒麟株式会社；国立大学法人九州大学	TIM - 3	未决
CN201410006645.6	苏州大学	TIM - 3	驳回
CN201180025788.6	达特茅斯大学理事会	VISTA	未决
CN201380043664.X	达特茅斯大学理事会；伦敦国王学院	VISTA	未决
CN201380058195.9	达特茅斯大学理事会；伦敦国王学院	VISTA	未决

4.4.3　Pembrolizumab（Keytruda®）概述

4.4.3.1　Pembrolizumab 简介

在已经上市的几种免疫检查点抗体中，我们选取了首个上市的 PD - 1 单抗——Pembrolizumab 作为研究对象进行深入研究。Pembrolizumab 是一种针对 PD - 1 的人源化 IgG4 抗体，由 Organon Biosciences 公司的 Gregory Carven、Hans van Eenennaam 和 John Dulos 等人发明，MRC Technology 于 2006 年对其进行了人源化改造。后来，Pembrolizumab 由默沙东生产和销售。在其审批过程中，至 2016 年 4 月为止，Pembrolizumab 共获得了由 FDA 批准的针对包括晚期黑色素瘤、晚期非小细胞肺癌、晚期结直肠癌、复发性或难治性经典型霍奇金淋巴瘤（cHL）的 4 个突破性疗法认定，并成功地于 2014 年获得 FDA 批准用于与 Ipilimumab 联用治疗黑色素瘤，2015 年 FDA 批准用于治疗非小细胞肺癌，2016 年 FDA 加速批准用于治疗头颈癌。Evaluate Pharma 预测 Pembrolizumab 的销售额在 2020 年将达 55 亿美元。

与靶向抗癌药物不同，Pembrolizumab 这类肿瘤免疫药物通过 T 细胞发挥抗癌作用，并不局限于某一特定类型的肿瘤，具有广谱抗癌的潜质。默沙东针对 Pembrolizumab 的临床开发计划包括 30 种以上的肿瘤类型以及超过 250 个临床试验，其中有超过 100 项临床试验用于评估 Pembrolizumab 联合其他癌症治疗方法的临床效果。目前已登记的

Pembrolizumab 临床试验包括黑色素瘤、非小细胞肺癌、头颈部癌、膀胱癌、胃癌、结直肠癌、食管癌、乳腺癌、卵巢癌、霍奇金淋巴瘤、非霍奇金淋巴瘤、多发性骨髓瘤等，其他癌症项目正在进一步计划当中。

课题组试图通过对其在市场和专利两个维度的发展历史进行对照研究，考察专利申请和药物研发之间的联系，并关注针对该药物的专利布局策略。

4.4.3.2　Pembrolizumab 的专利布局和市场事件

课题组考察了 Pembrolizumab 在研发过程和上市过程中进行的专利布局以及相应的市场事件，并按照时间线对其进行了排序，以从中获得该产品的时机把握和申请主题等方面专利布局信息。我们还进一步考察了该产品的相关专利申请（包括核心专利和外围专利）的整体情况以及其在中国的专利布局情况，以期为国内相关企业和研发机构提供参考。

课题组首先对 Pembrolizumab 在研发过程和上市过程中进行的专利布局以及相应的市场事件进行了梳理，如图 4－4－8（见文前彩色插图第 2 页）所示。

Pembrolizumab 的发明发生在 1992 年本庶佑教授发现 PD－1 的分子机制后十几年，其最早研发是在 Organon 进行的，默沙东作为共同申请人在 2008 年参与了其核心专利的申请。随着一步步的市场并购活动，默沙东掌握了 Pembrolizumab 的全部知识产权，并对其进行了进一步的开发，最终成功于 2014 年获得 FDA 批准上市。而从该药物在 FDA 的批准情况与相关专利申请进行的对比可以看出，在批准上市前默沙东主要针对抗体药物本身结构、其制剂和疗效评价等方面申请专利，而在获得批准其中一个用途前后大量进行涉及联合用药和其他适应症拓展方面的专利申请。

上述专利申请和上市审批过程从一个侧面体现了药物研发和专利申请的规律。药物的研发和审批周期较长，需要巨额投入并面临着非常高的风险，因此在核心专利申请后往往会暂缓外围专利的相关申请，直至有希望通过上市审批前后才进行其他外围专利申请，从而变相延长药物专利的保护周期。另外，前述专利布局也是由免疫检查点抑制剂抗体的作用机制决定的。免疫检查点抑制剂抗体并不是针对某一种类的肿瘤，而是通过刺激免疫系统攻击肿瘤细胞达到治疗目的，因此从某种意义上说，针对一种免疫检查点的抗体能够治疗或辅助治疗所有涉及该检查点的肿瘤，这也造成了一种免疫检查点抑制剂抗体的适应症可以有非常多的种类。例如，如前所述，默沙东对于 Pembrolizumab 计划进行 30 种以上的肿瘤类型的临床试验。在多种肿瘤类型都存在可观的目标市场的情况下，成功上市后密集进行涉及多种适应症的专利申请也就不足为奇了。

随后，课题组对该产品的相关专利申请的整体情况以及其在中国的专利布局情况进行了详细考察。根据默沙东公司的产品信息，Pembrolizumab 的核心专利是美国专利 US8354509 和 US8900587，二者是同族专利，其中前者是抗体结构专利，其授权的权利要求 1 涉及用轻链和重链 6 个 CDR 限定的抗体分子；后者是组合物专利，其授权的权利要求 1 涉及前述抗体分子的相应药物组合物。

前述核心专利在国内已经获得授权的同族专利 ZL 200880103544.3 的权利要求 1

如下。

权利要求 1. 结合人 PD－1 且包含轻链 CDRs SEQ ID NOs：15、16 和 17 以及重链 CDRs SEQ ID NOs：18、19 和 20 的分离的抗体或抗体片段，其中所述抗体片段选自 Fab、Fab'、Fab'－SH、Fv、scFv、F（ab'）₂ 和双抗体，且其中所述抗体或抗体片段阻断人 PD－L1 和人 PD－L2 与人 PD－1 的结合。

Pembrolizumab 的核心专利是典型的抗体专利，其主要权利要求涉及抗体分子结构，以轻链和重链 6 个 CDR 表征。此种权利要求的保护范围相对稳定，并且能够较好地保护以所述抗体作为主要活性成分的抗体药物。

然后，我们考察了默沙东关于 Pembrolizumab 申请的外围专利情况如表 4－4－4 所示。

表 4－4－4　Pembrolizumab 的外围专利

主题	公开号	内容概述	中国同族
疗效评价	WO2012018538	评价用 PD－1－PD－L1 阻断剂治疗的哺乳动物受试者中 PD－1 阻断效果的方法，包括检测血样中细胞因子的表达并与对照进行比较	无
	WO2014165422	对肿瘤样品中 PD－1 表达进行评分，包括从样品获得组织切片，检查组织切片中的癌巢，并对组织切片指定修饰的 H 分值和修饰的比例分值	无
	WO2015088930	对肿瘤样品指定 PD－1－PD－L1 近似分值，包括获得组织图像，定义兴趣区（ROI），跨 ROI 创建几个子区域，并计算子区域的百分比	无
冻干制剂	WO2012135408	抗－人 PD－1 抗体或其抗原结合片段的低压冻干的制剂，其包含：a）所述抗－人 PD－1 抗体或其抗原结合片段；b）组氨酸缓冲液；c）聚山梨酯 80；和 d）蔗糖	CN103429264，未决
抗体片段化	WO2013079174	抗 PD－L1 抗体或其抗原结合片段，具体为所述抗体的分离的重链可变区多肽	CN103987405，未决
联合用药	WO2014193898	包含 PD－1 拮抗剂和 trametinib 和/或 dabrafenib 的联合治疗，用于治疗癌症例如晚期黑色素瘤	无
	WO2015026634	包含 PD－1 拮抗剂和 CDK 抑制剂 dinaciclib 的联合治疗，用于治疗癌症，特别用于治疗表达 PD－L1 的癌症	CN105451770，未决
	WO2015088847	包含 PD－1 拮抗剂和 VEGF 受体抑制剂 pazopanib 的联合治疗，用于治疗癌症	无
	WO2015119923	包含 PD－1 拮抗剂和 4－1BB 激动剂的联合治疗，用于治疗癌症	无
	WO2015118175	包含人转化生长因子 β－RII 和 PD－1 抗体的蛋白及其用于治疗癌症的用途	无

续表

主题	公开号	内容概述	中国同族
其他适应症	WO2015026684	治疗增殖性疾病特别是结肠癌和膀胱癌的方法，具体地，提供了使用 GITR 激动剂和 PD-1 拮抗剂的联合治疗	CN105492463，未决
	WO2015119930	治疗癌症特别是肾细胞癌的方法，具体地，提供了使用 PD-1 拮抗剂和 VEGF 受体抑制剂的联合治疗	无
	WO2015119944	治疗癌症特别是膀胱癌和乳腺癌的方法，具体地，提供了使用 PD-1 拮抗剂和吲哚胺 2，3-二氧化酶 1 抑制剂的联合治疗	无
	WO2016011357	治疗前列腺癌的方法，具体地，提供了使用 PD-1 拮抗剂和基于利斯特菌的疫苗的联合治疗	无
	WO2016032927	治疗癌症特别是膀胱癌和乳腺癌的方法，具体地，提供了使用 PD-1 拮抗剂和间变性淋巴瘤酶抑制剂 crizotinib 的联合治疗	无

表4-4-4 显示了 Pembrolizumab 的外围专利的主题、公开号、主要内容和中国同族等情况，从表中可以看出，默沙东已经对 Pembrolizumab 针对多种癌症的治疗提出了专利申请，包括结肠癌、膀胱癌、前列腺癌、乳腺癌、肾细胞癌等，且其中涉及了与多种现有抗癌药物的联合给药方案，包括 VEGF 受体抑制剂、吲哚胺 2，3-二氧化酶 1 抑制剂、间变性淋巴瘤酶抑制剂等常规抗癌药物和 GITR 激动剂等肿瘤免疫治疗药物等。此外，Pembrolizumab 在中国目前的专利布局并不是很多，且均处于申请未决状态。

4.4.3.3 Pembrolizumab 的专利纠纷

几乎每一种成功的上市药物背后都存在着漫长且昂贵的专利纠纷，Pembrolizumab 也不例外。2015 年 7 月 7 日，美国百时美施贵宝及其子公司 E. R. Squibb & Sons, L. L. C 在美国德拉瓦州联邦地方法院对美国默沙东发起专利侵权诉讼，控告默沙东的新药 Pembrolizumab（商标名：Keytruda®）侵害 US9073994 专利（以下简称"'994 专利"）。❶ '994 专利的专利权人包括了 PD-1 分子机制的发现者京都大学教授本庶佑，而百时美施贵宝则拥有此专利权的独占实施许可。2014 年，百时美施贵宝成功上市了一种抗 PD-1 单克隆抗体 Nivolumab（商标名：Opdivo®），Nivolumab 的上市时间仅仅比 Pembrolizumab 稍晚了几个月，是 Pembrolizumab 最主要的竞争对手，目前其全球市场份额与 Pembrolizumab 基本相当。因此二者之间存在非常激烈的市场竞争，专利诉讼自然是一项重要手段。

---

❶ 苏佑谆. BMS VS 默沙东：PD-1 明星药物 Opdivo 与 Keytruda 的全球专利之战［EB/OL］. http：//www. biodiscover. com/news/industry/122688. html.

'994 专利是有关利用一种抗 PD－1 的单克隆抗体或人源化抗体治疗黑色素瘤的方法，其授权的权利要求 1 的译文如下：

权利要求 1. 一种治疗转移性黑色素瘤的方法，包括对患有转移性黑色素瘤的人静脉内给药有效量的组合物，所述组合物包含人或人源化抗 PD－1 单克隆抗体和增溶剂的溶液，其中所述组合物的给药治疗该人的黑色素瘤。

事实上，默沙东与百时美施贵宝在 PD－1 免疫途径领域的全球知识产权战役早已在 2011 年就已经开始：默沙东于 2011 年 6 月即已在欧洲专利局（EPO）针对日本小野药品在抗 PD－1 抗体领域的另一欧洲专利 EP1537878（'878 专利），"具有免疫增强效果的组合物"提出专利异议（Opposition）程序，主张 '878 专利无效，'878 专利和前述的 '994 专利属于同族专利，其专利内容和 '994 专利相似。其中，默沙东主张：'878 专利的优先权主张不成立，从而相对于现有技术不具备新颖性和创造性，同时其说明书公开不充分，所属技术领域的技术人员不能实施。欧洲专利局于 2014 年 6 月驳回了默沙东的异议，判定 '878 专利有效。默沙东接着于 2014 年 5 月在英国针对 '878 专利提起专利撤回（revocation）程序。作为回击，百时美施贵宝也随后主张默沙东的 Pembrolizumab 侵害 '878 专利，且于 2015 年 7 月 7 日在美国德拉瓦州联邦地方法院以 '994 专利对默沙东发起专利侵权诉讼，目前该案件尚在审理过程中。

虽然 Pembrolizumab 被诉侵权案件目前胜负未知，但是该专利纠纷的整个过程仍然能够给我们带来一定的启发：

首先，该案件是典型的在先的机理性发明和在后的具体药物发明之间的专利之争。'994 专利是基于 PD－1 分子机制的科学发现形成的，其原创性非常高，因此获得的授权范围相对宽泛。从授权的权利要求 1 可以看出，其中以类似功能性限定的方式涵盖了所有的人或人源化抗 PD－1 单克隆抗体的治疗应用，因此在理论上对所有在后发明的所有抗 PD－1 单克隆抗体都构成排他权和专利壁垒。这种专利权在药物发明领域非常常见，也是所有利用已有现有科学发现和分子机制开发新药的企业所必须面临的挑战。对于此类专利，在后药物研发企业通常采用的策略是反诉其无效，例如，基因泰克在其明星药物赫赛汀的专利侵权纠纷中即成功证明关于其药物靶标 HER2 的机理性的在前单克隆抗体专利无效。❶ 虽然默沙东的类似努力目前并未成功，但是这一举动在目前的专利体制下是有着非常积极的意义的。

其次，对于重要专利，应当密切关注其同族专利信息，排查专利风险，并在不同地区合理利用当地的法律制度和行政程序保护自己的权益。例如在前述案例中，默沙东即试图首先在欧洲利用其异议和撤回等耗时短、费用低的行政程序先发制人，主张竞争对手核心专利在欧洲的同族专利无效。这种尝试由于其投入相对较低、收益非常巨大而备受在后发明人所青睐。对于国内制药企业而言，特别是在原创程度相对不高的情况下，更应该努力关注自己领域的重要专利及其同族和外围专利所形成的专利壁

---

❶ 凯龙诉基因泰克（Chiron Corp. vs. Genetech Inc.），美国加利福尼亚东区地方法院，诉讼号 NO. CIV. S－00－1252。亦可参见：杨铁军. 产业专利分析报告（第 28 册）：抗体药物［M］. 北京：知识产权出版社，2014：238－241.

垒，在有必要或者有可能的情况下利用不同地区的专利制度进行差异化处理，以最大程度地规避侵权风险。

4.5 小 结

（1）肿瘤抗体疗法在 21 世纪发展势头迅猛，中国在该领域的起步较晚，产业化程度低，应当进行政策扶持，加大科研投入和增强全球重要市场的专利布局。

全球抗肿瘤抗体药物技术的发展历经 30 余年，目前已进入成熟期。抗肿瘤抗体药物的全球专利申请量近十几年均保持在每年 2000 件以上，表明这个领域的各方研发投入很大，技术持续迅猛发展。美国处于抗肿瘤抗体药物研发的领先地位，基因泰克和罗氏是目前最主要的抗体药物的研发公司，同时它们也是在华抗肿瘤抗体药物专利的主要申请人。美国、日本、欧洲等发达国家是抗体药物的主要目标市场，中国市场也日益受到重视。面对我国巨大的市场需求，国外大公司通过精心的专利布局限制竞争对手在中国市场的产品空间。结合抗肿瘤抗体药物的巨大市场收益和需求以及已有的重大技术突破，能够合理预测，抗肿瘤抗体药物领域在未来相当长的时间内，还将显示蓬勃向上的发展势头。

我国在抗肿瘤抗体药物领域的研究已经初步实现了从基础研究到产业化的跨越，然而，国内专利申请人以大学为主，科研院所和企业拥有的专利不多，显示出我国在该领域的产业化程度较低。另外，抗体药物的研发周期很长，研发投入也很多，我国自主研发的产品比较少，真正能通过临床检验并走向临床的抗肿瘤抗体药物同欧美等发达国家相比尚存在较大差距。随着专利保护对市场影响的加深，我国抗肿瘤抗体市场将面临较大风险和挑战。政府应当从政策层面上给予国内企业更大的扶持力度，通过减免税收等鼓励手段，尽量引导国内资本进入抗肿瘤抗体研发领域。也应当加大知识产权宣传力度，适当资助企业积极在中国和全球重要市场进行相关的专利布局。

（2）3 种主要单抗药物利妥昔、曲妥珠和贝伐珠的相关专利过期或邻近过期，国内仿制和研发改进可适时开展。

利妥昔、曲妥珠和贝伐珠是目前抗肿瘤抗体药物市场上最主要的 3 种药物，3 种药均为罗氏产品，销售额总计 200 多亿美元，占全球销售前 10 名的抗肿瘤药物的近三成销售额。通过对上述三药的相关专利进行梳理发现，很多相关专利已过保护期或保护期邻近。由于我国抗肿瘤抗体研究起步晚，基础差，因此国内企业可以在适当时候开展对上述 3 种药的仿制和研发改进。另外，这些专利除了可以作为现有技术使用外，还可以为其他的研究和市场活动提供现有技术抗辩资料。

（3）免疫检验点抑制剂抗体是抗肿瘤抗体药物的研究热点和发展趋势，CTLA－4 和 PD－1/PD－L1 靶点是研究重点，国内应当加强产学研合作，加快临床试验和产业化步伐。

免疫检查点抑制剂抗体是一种新型的抗癌药物，其适用范围广，疗效明显，为肿瘤治疗带来了无限曙光。无论是全球还是中国，关于免疫检查点抑制剂抗体的专利申请量都自 2010 年后迅猛增长，并且仍处于快速增长期，其中绝大部分专利申请涉及

CTLA－4 和 PD－1/PD－L1 靶点，目前上市的 3 款药物也涉及以上 2 种靶点，当前的研究力量仍在上述 2 个靶点上投入最多，预计未来关于以上 2 个靶点可能出现新药物或在联合用药以及适应症的拓宽上出现新进展。

目前成功上市的免疫检查点抗体药物包括抗 CTLA－4 抗体（Ipilimumab）与抗 PD－1 抗体（Nivolumab 和 Pembrolizumab），针对其他靶点的抗体药物尚处于临床研发阶段。美国是免疫检查点抑制剂抗体药物开发方面的绝对领导者，中国目前在该领域投入的力量和相关专利申请尚显不足，建议国内相关企业针对目前尚无产品成功上市的几种免疫检查点抗体领域适度进行研发投入或与科研院所合作申请专利。在专利申请和布局方面，可以参考 Pembrolizumab 的专利布局策略，即核心专利申请后暂缓外围专利的申请，并在有希望上市前后进行联合用药及其他适应症方面的专利申请。在专利侵权纠纷方面，应当密切关注重要专利的同族专利信息，排查专利风险，并在不同地区合理利用当地的法律制度和行政程序保护自己的权益。

国内关于免疫检查点抑制剂抗体的研究和专利布局已经起步，但目前只有上海君实的 PD－1 抗体于 2015 年 1 月开始申请临床试验，其他产品的研发尚在临床前阶段。因此，对于免疫检查点抗体药物这样的新兴领域，国内应当加强科研单位和企业间的合作，推动临床试验的开展，简化审批流程，尽快推动产业化进程，力争抢占部分市场，特别是中国市场的空间。

（4）OX40、4－1BB、GITR、TIM－3、LAG－3 和 VISTA 靶点的免疫检查点抑制剂抗体专利风险不大，OX40 和 LAG3 靶点显示希望，TIM－3 和 VISTA 靶点专利布局相对空白，国内应适当关注以上新靶点，创制新药物和布局专利。

CTLA－4 和 PD－1/PD－L1 靶点之外，OX40、4－1BB、GITR、TIM－3、LAG－3 和 VISTA 靶点有一定的研究。目前，关于 OX40 和 LAG3 靶点，已经有药物进入临床试验，可能未来会有相关新药物上市，是比较有希望的免疫检查点抑制剂抗体的靶点，而 TIM－3 和 VISTA 靶点的专利布局相对是空白的。总体来说，关于 OX40、4－1BB、GITR、TIM－3、LAG－3 和 VISTA 靶点的专利风险不大，国内应当对上述靶点有所关注和研发投入，尝试新药物的创制，如有新的发现或成果，应当积极进行专利布局，构建专利保护池。

（5）Pembrolizumab 核心专利已在中国授权，外围专利多处于未决状态，国内企业应关注其审批结果，并学习其专利保护策略，根据技术发展和市场事件合理构建核心技术的专利保护池。

Pembrolizumab 于 2014 年获得 FDA 批准上市。在批准上市前，默沙东主要针对抗体药物本身结构、其制剂和疗效评价等方面申请专利，而在获得批准 1 个用途前后，大量申请涉及联合用药和其他适应症拓展方面的专利。Pembrolizumab 核心专利已经在中国授权，但外围专利多处于未决状态，国内企业应适当跟踪关注其审批结果，明晰专利风险，并寻找可以作为现有技术应用的可能。另外，国内企业应当学习相应的专利保护策略，结合技术发展和市场情况，对其自身开发研究的核心技术，一定要合理构建专利保护池，通过渐进式关联性专利申请的方式，延长专利生命期。

第5章　肿瘤疫苗技术专利分析

肿瘤疫苗是将肿瘤抗原以多种形式如肿瘤细胞、肿瘤相关蛋白或多肽以及表达肿瘤抗原的基因等导入患者体内，以此克服肿瘤引起的免疫抑制状态，增强免疫原性，激活患者自身的免疫系统，诱导机体的特异性细胞免疫和体液免疫反应，从而达到控制或清除肿瘤的目的。[1] 疫苗传统上以预防感染性疾病为主，如乙肝疫苗和 HPV 疫苗通过减少肝炎和宫颈炎的发生，降低肝癌和宫颈癌发生。而当前研发的肿瘤疫苗以治疗性为主，通过特异激活机体的体液和细胞免疫，杀伤肿瘤细胞，其优势在于一旦获得成功，可以产生长期的免疫记忆细胞，消除肿瘤微小残留病和减少复发。

本章将对肿瘤疫苗技术领域专利申请的总体情况进行分析，涉及近 20 年来肿瘤疫苗的专利申请数量变化、区域分布、技术主题、申请人等多个方面，揭示肿瘤疫苗领域专利技术的发展趋势和发展特点，并选取了一支已上市的肿瘤 DC 疫苗作为研究重点进行分析，以了解该肿瘤 DC 疫苗的技术发展特点。

5.1　全球专利分析

本节将对肿瘤疫苗在全球范围内的专利申请状况进行分析，包括从专利申请量的发展趋势、申请人的区域分布、技术主题分布以及主要申请人等方面进行分析比较。

5.1.1　全球申请量快速增长后回落趋稳，美国占据优势，中国近年增长快速

截至 2016 年 4 月 30 日，全球范围内公开的涉及肿瘤疫苗的专利申请共计 17753 项。表 5 - 1 - 1 和图 5 - 1 - 1 显示了近 20 年来肿瘤疫苗全球专利申请历年申请量及变化趋势，以及该领域来自美国、欧洲、中国、日本、韩国 5 个主要国家或地区的专利申请量及年度变化趋势。由于专利申请从申请到公开需要一定周期，2014 年之后申请的部分专利申请可能尚未公开，因此近 2 年的申请量无法准确统计。

表 5 - 1 - 1　1995 ~ 2015 年肿瘤疫苗全球及 5 个主要国家或地区的专利申请量分布　　单位：项

年份	全球	美国	欧洲	中国	日本	韩国
1995	256	187	39	4	7	1
1996	280	199	64	0	4	1

---

[1] 卫丽，马萍. 肿瘤疫苗临床试验研究现状 [J]. 中华肿瘤防治杂志，2014，21（5）：395 - 400.

续表

年份	全球	美国	欧洲	中国	日本	韩国
1997	430	310	78	1	11	0
1998	639	439	110	9	12	1
1999	780	554	167	6	19	2
2000	985	700	192	7	34	6
2001	1366	958	260	50	28	7
2002	1067	722	206	25	43	12
2003	1065	636	253	45	49	18
2004	870	531	173	43	53	7
2005	756	420	158	51	55	7
2006	781	426	160	55	63	19
2007	892	529	158	62	51	19
2008	962	555	132	114	43	21
2009	853	555	107	70	34	25
2010	816	458	133	91	33	37
2011	835	483	136	105	36	15
2012	774	444	126	98	38	13
2013	808	454	108	118	34	20
2014	765	448	126	89	48	12
2015	266	165	47	36	5	3

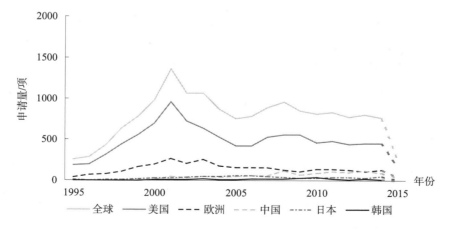

图 5 - 1 - 1 肿瘤疫苗全球及 5 个主要国家或地区的专利申请量的年度变化趋势

从图中可以看出，在 1997 年以前，全球肿瘤疫苗专利申请的数量相对较少，年申请量维持在 300 项以下；1997～2001 年，肿瘤疫苗的专利申请数量有了明显的增长，并且保持了较高的增长速率；到 2001 年，年申请量已达到 1366 项，这是肿瘤疫苗专利技术发展的高峰；在此之后，申请数量先有所回落后逐渐趋向于稳定，年申请量维持在 800 项左右。

在申请来源的 5 个主要国家或地区中，来自美国的申请占据了绝对的优势地位，贡献了占全球 60% 以上的专利申请数量，并且它的申请量变化趋势与全球的申请量年度变化趋势基本一致，可见，肿瘤疫苗技术研发的主要力量来自于美国，第 2 位的申请数量来自于欧洲，欧洲的申请量保持着相对平稳的发展趋势，而来自中国的申请数量排在第 3 位，并且中国的申请数量是从 2007 年开始有了一个较为明显的增长，近几年甚至能够与欧洲的申请数量持平，而日本和韩国的申请数量相对来说比较少。基于目前的结果能够合理地预期，未来肿瘤疫苗相关专利申请的数量仍将维持一个较为平稳的趋势，美国仍然是肿瘤疫苗技术领域的"领头羊"，而来自于中国的专利申请将会占到越来越大的比重。

5.1.2　美国、欧洲、日本、澳大利亚、中国是主要目标市场，中国海外专利布局不足

本小节旨在考察肿瘤疫苗专利申请在世界各个国家或地区的分布情况。

表 5-1-2 和图 5-1-2 显示的是全球范围内肿瘤疫苗专利申请数量排名前 5 位的申请来源国家或地区，其中，来自美国的专利申请数量最多，达到 10987 项，约占肿瘤疫苗 17753 项专利申请的 63%，远远超过来源于其他国家或地区的申请。由欧洲申请人和中国申请人提出的申请数量分列第 2 位和第 3 位，分别为 3259 项和 1083 项，各占全部申请数量的 18% 和 6%，其次是日本和韩国，分别占全部申请数量的 5% 和 1%。来源于以上这 5 个国家或地区的专利申请数量共计 16537 项，占全球肿瘤疫苗专利申请的 93%。可见，对于肿瘤疫苗的研究，仍然主要来自科技和经济实力雄厚的西方发达国家，我国近几年在该领域的发展有长足的进步，但是相比其他发达国家或地区，尽管我国整体的专利申请数量在增长，但是 PCT 申请数量却非常少，只有 87 项 PCT 申请数量，与 1083 项的总申请数量相比极不相称，显示了我国申请人在全球范围内专利布局的不足。

表 5-1-2　肿瘤疫苗全球专利申请主要来源地申请量分布　　　　单位：项

来源地	专利申请量	PCT 申请量
美国	10987	7846
欧洲	3259	2265
中国	1083	87
日本	962	432
韩国	246	113
其他	1216	869
全球	17753	11612

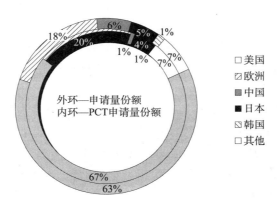

图5-1-2　肿瘤疫苗全球专利申请主要来源地申请量份额

　　表5-1-3显示了在全球范围内肿瘤疫苗专利申请数量排名前5位的申请来源国家或地区近3年（2012~2014年）的申请量和活跃程度排名情况，从中可以看出，尽管来自美国申请人的申请数量最多，但是其近年来的申请活跃度并不高，而来自中国申请人的申请量近年来快速增加，其近3年的申请量占了历年总申请量的近30%，专利申请十分活跃。

表5-1-3　肿瘤疫苗5个主要国家或地区的专利申请活跃度近3年排名（2012~2014年）

活跃度排名	来源地	近3年申请量/项	近3年申请量占总申请量的比重
1	中国	305	28.2%
2	韩国	45	18.3%
3	日本	120	12.5%
4	美国	1346	12.3%
5	欧洲	360	11.0%

　　图5-1-3显示的是全球范围内肿瘤疫苗专利申请的市场布局分布（即申请目的国家或地区），其中，向世界知识产权组织（WIPO）提出的国际申请数量最多，达到11612项，约占全部肿瘤疫苗专利申请的65%，表明提出这类申请的申请人倾向于向多个国家或地区进行专利布局。向美国和欧洲分别提出的国家申请数量分列第2位和第3位，分别为7722项和4110项，其次是日本、澳大利亚、中国、加拿大和韩国。

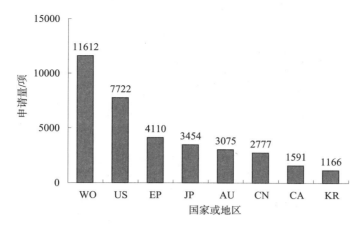

图 5 - 1 - 3　肿瘤疫苗全球专利申请市场布局

5.1.3　肿瘤抗原疫苗、DNA 疫苗占优势，DC 疫苗发展势头好

肿瘤疫苗的分类方法很多，本文中按照目前较为普遍的分类，将其分为肿瘤细胞疫苗、肿瘤抗原疫苗、肿瘤 DNA 疫苗、DC 疫苗、抗独特型抗体疫苗等不同的技术主题类型。肿瘤细胞疫苗是将自身或异体同种肿瘤细胞，经物理（照射、高温）、化学（酶解）及生物（病毒感染、基因转移等）手段处理，以改变或消除其致瘤性但保留其免疫原性，常与佐剂联合应用。肿瘤抗原疫苗包括 TAA（Tumor Associated Antigen）/TSA（Tumor Specific Antigen）疫苗、MHC - 抗原多肽复合疫苗、HSP - 肽复合体疫苗、人工合成肿瘤肽疫苗等。肿瘤 DNA 疫苗是人工克隆编码肿瘤特异性抗原的DNA，将质粒注入体内并由机体组织细胞有效表达蛋白产物，此策略模拟内源性抗原提呈途径，可诱导机体产生特异性抗肿瘤免疫应答。DC 疫苗是体外诱生单核细胞来源DC，并使之负载患者自身肿瘤抗原，接种后激发机体特异性抗肿瘤免疫应答，杀伤肿瘤细胞。❶ 抗独特型抗体疫苗是以抗肿瘤单抗免疫动物，抗体的独特型决定簇可刺激机体产生抗独特型抗体，抗独特型抗体是原始抗原的内影像，可模拟肿瘤抗原而诱导机体产生免疫应答。图 5 - 1 - 4 显示了肿瘤疫苗全球专利申请的技术分支分布情况。从图中可以看出，肿瘤抗原疫苗的专利申请数量最多，其次是肿瘤 DNA 疫苗，传统的肿瘤细胞疫苗和目前临床上有突破的 DC 疫苗的数量相当，而抗独特型抗体疫苗是一类较为新兴的肿瘤疫苗，专利申请数量也最少。

肿瘤细胞疫苗是较为传统的肿瘤疫苗形式，在研制疫苗早期，由于对肿瘤相关抗原和肿瘤特异性抗原缺乏认识，所以以完整的肿瘤细胞或肿瘤细胞裂解物作为免疫原是第一代肿瘤疫苗。肿瘤细胞疫苗按其制作方式可分为紫外线或放射线照射的全细胞肿瘤疫苗、肿瘤细胞裂解物疫苗以及基因修饰和化学修饰的肿瘤全细胞疫苗 3 大类，也可按肿瘤细胞来源分为自体肿瘤细胞疫苗和异体肿瘤细胞疫苗两类。然而，由于肿

---

❶ 龚非力. 医学免疫学 [M]. 4 版. 北京：科学出版社，2014.

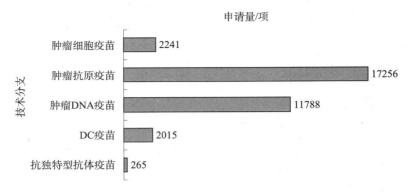

图5-1-4　肿瘤疫苗全球专利申请的技术分支分布

瘤细胞自身存在免疫原性弱、MHC分子表达下调或异常、共刺激分子缺失等特点❶，肿瘤细胞疫苗引发的免疫排斥反应较弱，常无法有效地诱导机体产生抗肿瘤免疫应答。

　　肿瘤抗原疫苗和肿瘤DNA疫苗是肿瘤疫苗的最重要的组成部分，肿瘤抗原疫苗是建立在对肿瘤相关抗原和肿瘤特异性抗原的认识和研究的基础上发展起来的，可以说，在肿瘤疫苗中，发挥作用的部分也即核心部分即为肿瘤抗原，从广义上来说，肿瘤DNA疫苗也是包含在肿瘤抗原疫苗的范畴内，而从狭义上来说，肿瘤抗原疫苗主要指的是肽疫苗。由于除肿瘤细胞疫苗以外，几乎所有的肿瘤疫苗都涉及肿瘤抗原肽或者肿瘤DNA，因此这两类疫苗的专利申请数量占据了最大的比重。

　　DC疫苗并不是与肿瘤抗原疫苗和肿瘤DNA疫苗并列的概念，而是使用DC细胞负载患者自身肿瘤抗原，接种到患者体内后激发机体特异性抗肿瘤免疫应答的肿瘤疫苗。因此，更确切地说，它是肿瘤抗原疫苗的一个特殊分支，它的着眼点在于用DC负载肿瘤抗原的方式，但由于DC疫苗发展迅速，并且有了成功上市的例子，因此肿瘤DC疫苗的专利申请数量也呈逐渐增加的趋势。

5.1.4　申请人以美国为主，以葛兰素史克为代表的大型跨国药企占据优势

　　表5-1-4显示了肿瘤疫苗全球专利申请量排名前10位的申请人。从表中可以看出，葛兰素史克的专利申请数量居第1位，并且超过排名第2位的美国卫生与人类服务部2倍以上。在排名前10位的申请人中，共计有4家企业、3家研究机构和3所大学，但仍以美国的申请人为主。

表5-1-4　肿瘤疫苗全球专利申请量排名前10位的主要申请人申请量

申请人	申请量/项
葛兰素史克	749
美国卫生与人类服务部	354

---

❶　李帅，王小平. 肿瘤细胞疫苗研究进展［J］. 现代肿瘤医学，2010，18（3）：618-620.

申请人	申请量/项
加州大学	223
赛诺菲 – 安万特	193
法国国家医学与健康研究院	170
宾夕法尼亚大学	165
罗氏	154
法国国家科研中心	151
诺华	151
约翰霍普金斯大学	147

5.2　中国专利分析

本节考察肿瘤疫苗在中国的专利申请情况，包括专利申请量的发展趋势、申请人的区域分布、专利申请的技术主题以及国内外主要申请人等方面。

5.2.1　2000 年后国内申请量持续增长，国外来华申请量发展平稳

截至 2016 年 4 月 30 日，在中国公开的涉及肿瘤疫苗的专利申请共计 4810 件，其中国内申请人的申请量为 1553 件，国外来华的申请量为 3257 件。表 5 – 2 – 1 和图 5 – 2 – 1 显示了近 20 年来肿瘤疫苗在中国的专利申请的历年数量变化情况。由于专利申请从申请到公开需要一定周期，2014 年之后申请的部分专利申请可能尚未公开，因此近 2 年的申请量无法准确统计。

表 5 – 2 – 1　1995 ~ 2015 年肿瘤疫苗中国专利申请量分布　　　　单位：件

年份	中国	国内申请人	国外来华申请人
1995	43	3	40
1996	50	0	50
1997	74	7	67
1998	96	12	84
1999	118	13	105
2000	157	21	136
2001	186	45	141
2002	205	48	157
2003	295	76	219

续表

年份	中国	国内申请人	国外来华申请人
2004	268	59	209
2005	288	77	211
2006	308	85	223
2007	288	80	208
2008	334	109	225
2009	295	81	214
2010	342	113	229
2011	309	122	187
2012	295	120	175
2013	330	158	172
2014	251	134	117
2015	172	171	1

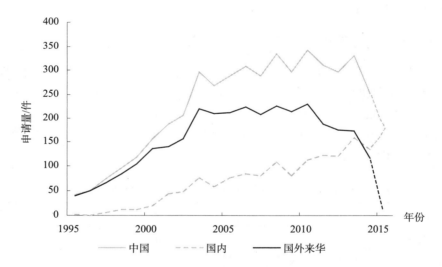

图5-2-1 肿瘤疫苗中国专利申请量的年度变化趋势

从图5-2-1可以看出，在2000年以前，国内申请人的申请数量很少，而国外来华的申请数量一直在保持增长的趋势。而从2000年开始，国内申请人的申请数量也开始出现较为明显的增长，但是到2003年以后，国外来华的申请数量开始趋于平稳，而国内申请人的申请数量一直保持着增长的态势，到2013年，国内申请人的申请数量已经与国外来华的申请数量基本持平，显示了我国研发人员在这一领域强劲的发展势头。

5.2.2　国内申请总量占优，美国、欧洲次之，北京、上海、广州申请量位列国内前三

图 5 - 2 - 2 和图 5 - 2 - 3 分别显示了肿瘤疫苗中国专利申请的申请人国家或地区分布情况和国内申请人的省市分布情况。在肿瘤疫苗中国专利申请的申请人中，中国申请人的申请数量最多，美国和欧洲紧随其后，而其他国家的申请人在中国的专利布局数量就相对较少。而在国内申请人中，来自北京、上海、广东、江苏 4 个省市的申请量最多。显示出肿瘤疫苗的研发水平对于经济和科技实力的依赖。

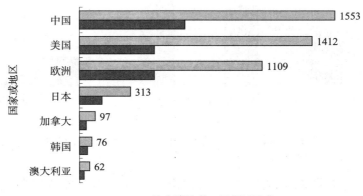

图 5 - 2 - 2　肿瘤疫苗中国专利申请的申请人分布

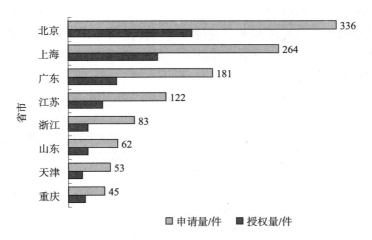

图 5 - 2 - 3　肿瘤疫苗中国专利申请的国内申请人分布

5.2.3　肿瘤抗原疫苗、DNA 疫苗数量占优

图 5 - 2 - 4 显示了肿瘤疫苗中国专利申请的技术分支分布情况。与全球的技术分支分布一致，肿瘤抗原疫苗的专利申请数量最多，其次是肿瘤 DNA 疫苗，肿瘤细胞疫苗和 DC 疫苗较少，而抗独特型抗体疫苗专利申请数量最少。

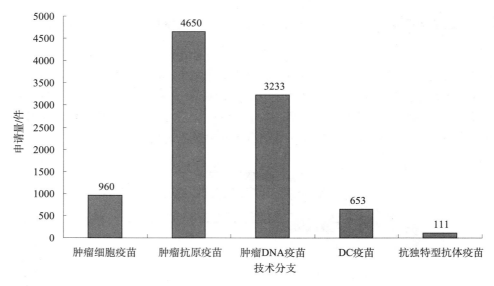

图 5－2－4　肿瘤疫苗中国专利申请的技术分支分布

5.2.4　国外来华跨国公司优势明显，国内申请人以研究所和大学为主

图 5－2－5 至图 5－2－7 分别显示了肿瘤疫苗中国专利申请数量排名前 10 位的申请人、国外来华申请人和国内申请人。从图中可以直观地看出，葛兰素史克和肿瘤疗法科学股份有限公司分别以 153 件和 90 件的申请量遥遥领先，专利申请量排名前 10 位的国内申请人全部为科研院所和大专院校，有 3 位国内申请人进入了前 10 位的行列，其中以军事医学科学院基础医学研究所和浙江大学的申请量为最高（分别为 42 件和 41 件），其次为复旦大学（32 件）。

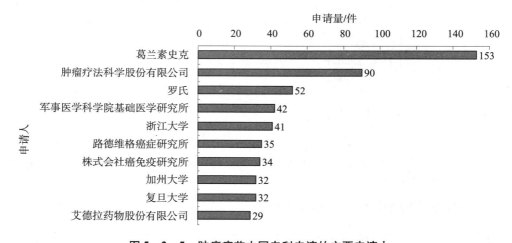

图 5－2－5　肿瘤疫苗中国专利申请的主要申请人

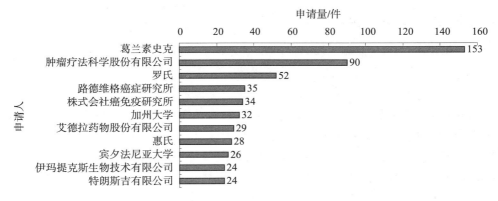

图 5 - 2 - 6　肿瘤疫苗中国专利申请的国外来华主要申请人

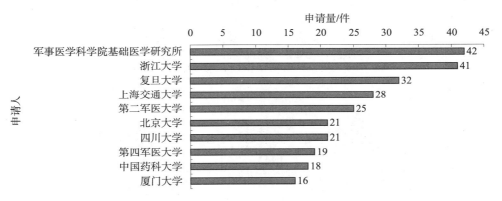

图 5 - 2 - 7　肿瘤疫苗中国专利申请的国内主要申请人

5.3　肿瘤 DC 疫苗

DC 为一种骨髓来源的抗原呈递细胞（Antigen Presenting Cell，APC），它在免疫反应的诱导和调控中发挥重要作用，为 T 和 B 细胞免疫反应的关键调控者。在肿瘤疫苗的研究中，DC 常作为一种天然佐剂来诱导肿瘤抗原特异性效应和记忆性细胞。自 1996 年美国斯坦福大学医学中心报道了全球首项 DC 肿瘤疫苗临床试验以来，基于 DC 的肿瘤免疫治疗方法一直处于研究中。然而，直到 2010 年美国 FDA 批准了第一个自体细胞免疫治疗药物 Sipuleucel - T，才出现了治疗性肿瘤疫苗和前列腺癌治疗方法的重大突破。❶

---

❶　陈虎，唐晓义，张斌. 树突状细胞肿瘤疫苗：全球临床试验巡礼［J］. 中国肿瘤生物治疗杂志，2012，19（1）：1-10.

5.3.1 肿瘤 DC 疫苗 Sipuleucel – T 简介

2010 年 4 月，FDA 批准 Sipuleucel – T（又称 APC8015 或 Provenge®）用于治疗无症状或轻微症状的转移性去势抵抗性前列腺癌（CRPC），这是第一个自体主动免疫疗法药及第一个真正的治疗性癌症疫苗，也是第一个被 FDA 批准上市的肿瘤治疗性疫苗。

Sipuleucel – T 是由 Dendreon 开发的 DC 疫苗，其作用原理（参见图 5 – 3 – 1）是针对前列腺癌细胞表达的前列腺酸性磷酸酶（PAP），将 PAP 的羧基端与粒细胞 – 巨噬细胞集落刺激因子（GM – CSF）的氨基端连接的融合蛋白 PA2024 负载至 DC，并输入体内活化相应的 T 细胞，达到杀伤肿瘤细胞的目的。❶

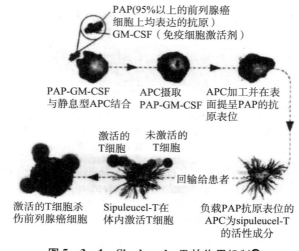

图 5 – 3 – 1　Sipuleucel – T 的作用机制❷

Sipuleucel – T 的制备过程（如图 5 – 3 – 2 所示）是按照一种标准的白细胞分离方法进行，首先要酌情分多次抽取患者一定量的外周血液，利用密度梯度离心法除去红细胞、粒细胞、血小板和低密度的单核细胞，所得沉淀物含有自体外周血单核细胞（PBMC），包括抗原呈递细胞如 DC，巨噬细胞和 B 细胞等，然后冲洗这些细胞沉淀物，处理后的沉淀物与融合蛋白 PA2024 在体外孵育 36～48h，然后经过系列处理就可以得到 Sipuleucel – T，将制备好的 Sipuleucel – T 于第 3 天按照处方要求的剂量回输患者体内，激活 PAP 特异性 CD4$^+$、CD8$^+$ T 细胞诱导 CRPC 患者体内特异性抗肿瘤免疫反应。❸

---

❶ 肖鹏，曹雪涛，王青青. 恶性肿瘤免疫治疗的现状及展望 [J]. 实用肿瘤杂志，2016，31（1）：5 – 9.
❷ 唐晓义，张斌，陈虎. 美国 FDA 批准的首个自体细胞免疫治疗药物 sipuleucel – T 的转化之旅 [J]. 中国肿瘤生物治疗杂志，2011，18（6）：672 – 677.
❸ 徐以民，刘海珍. Sipuleucel – T 在晚期前列腺癌免疫治疗中的应用研究 [J]. 国际免疫学杂志，2015，38（6）：572 – 575.

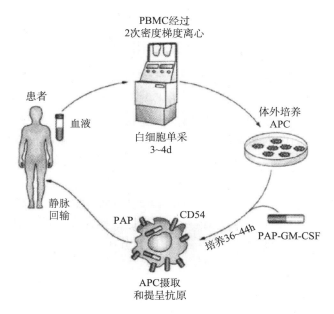

图 5 - 3 - 2　Sipuleucel - T 的制备过程

　　DC 疫苗之所以成为研究热点，与其在免疫系统活化中扮演的重要角色十分相关。肿瘤抗原必须经过抗原呈递细胞提呈才能激活初始 T 细胞，产生免疫应答。DC 是目前公认的最强有力的 APC，可以激活 CD4$^+$辅助 T 细胞和 CD8$^+$细胞毒 T 细胞，对体内静息型 T 细胞的激活最有效率。DC 参与抗肿瘤的作用机制包括（如图 5 - 3 - 3 所示）：DC 通过表面丰富的 MHC Ⅰ、Ⅱ类分子提呈大量肿瘤抗原肽，使响应 T 细胞的 TCR 被充分占据；DC 提供高水平的 B7 - 1、B7 - 2、CD40 共刺激因子，充分激活 T 细胞；DC与 T 细胞结合，分泌大量 IL - 12，主导 TH1 应答，从而清除肿瘤；DC 分泌趋化因子，转移性趋化初始型 T 细胞，促进 T 细胞富集，增强 T 细胞激活。DC 细胞治疗采用的是肿瘤患者自身的单个核细胞在体外增殖、培养、诱导生成 DC，让 DC 负载相应的肿瘤抗原，经严格筛选后制备成负载肿瘤抗原的 DC，然后将这些 DC 细胞回输到患者体内，刺激、激活人体内的天然抗肿瘤系统，DC 在这一过程中出色地完成了将肿瘤细胞的信

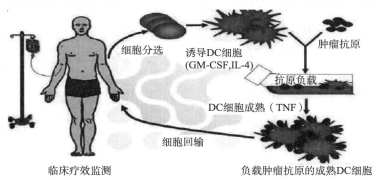

图 5 - 3 - 3　DC 疫苗治疗流程

息传递给免疫系统的侦查任务，并引导人体自身抗癌系统去识别和围剿肿瘤细胞。❶

在涉及 512 名男子的临床试验中，那些得到 Sipuleucel－T 治疗的病人，平均存活时间为 25.8 个月，而那些对照组的病人平均存活时间为 21.7 个月。3 年之后，得到 Sipuleucel－T 治疗的病人中，32% 仍然存活；而对照组只有 23% 存活。该疫苗耐受性好，主要副作用是发热、发冷、疲劳和疼痛。由于该唯一的治疗性疫苗的成功上市，使得 DC 疫苗这一技术得到了世界范围内众多企业和科研人员的重视，给肿瘤疫苗的研发带来了新的希望，因此本文将选择该 DC 疫苗作为肿瘤疫苗的重点技术进行分析。

5.3.2　DC 疫苗 Sipuleucel－T 相关专利分析

我们在 DWPI 数据库中调查了 Dendreon 的专利申请，其中与 DC 疫苗 Sipuleucel－T 相关的专利申请有 17 项。通过对这 17 项专利申请的同族专利数量、引证数量、被引证数量、以及技术内容等方面（参见表 5－3－1）的分析，找到产品 Sipuleucel－T 的核心专利 WO9724438A1。

表 5－3－1　Dendreon 涉及 DC 疫苗的专利申请

序号	公开号	技术内容	引证数量/次	被引证数量/次	同族专利数量/件	同族专利布局	中国同族
1	US6121044A	从人血液样本中获取有效的抗原提呈细胞的方法，以及包含有效的抗原提呈细胞的细胞组合物	3	23	6	WO、EP、US、AU、CA、JP	无
2	WO9721488A1	包含聚内酰胺的基于硅烷化胶体二氧化硅粒子的细胞分离介质，用于从细胞混合物中分离 DC 细胞，分离方法和分离装置	81	320	27	WO、EP、US、AT、AU、CA、DK、ES、HK、JP、PT	无
3	WO9724438A1	包含活化的 DC 的治疗性组合物，与肽复合物接触从而诱导细胞毒 T 细胞反应，肽复合物通过连接肿瘤特异性抗原前列腺酸性磷酸酶（PAP）和 DC 结合蛋白 GM－CSF 而构建	20	143	15	WO、EP、US、AT、AU、CA、DE、ES、JP、NZ	无

❶　西南证券. 免疫治疗：革命性抗肿瘤时代即将来临［R/OL］.（2015－12－28）［2016－08－12］. http：//wenku. baidu. com/view/78644fc96c85ec3a86c2c51f. html.

续表

序号	公开号	技术内容	引证数量/次	被引证数量/次	同族专利数量/件	同族专利布局	中国同族
4	WO9835758A1	从细胞混合物中分离 DC 的细胞清洗装置及其使用方法	50	24	10	WO、EP、US、AT、AU、CA、DE、ES、JP、NZ	无
5	WO9846769A1	新的来源于鼠的前列腺酸性磷酸酶，作为异种抗原用于诱导在其他哺乳动物物种中的指向前列腺的免疫	1	14	5	WO、EP、US、AU、CA、JP	无
6	WO9909166A2	新的前列腺肿瘤抗原多肽和编码的多核苷酸，包含前列腺肿瘤抗原多肽与异源的多肽序列融合的嵌合多肽分子	9	48	11	WO、EP、US、AT、AU、CA、DE、ES、HK、JP、NZ	无
7	WO9963050A2	从人类患者获取抗原提呈细胞的方法，及抗原提呈细胞用于癌症免疫治疗的方法	4	5	5	WO、EP、AU、CA、JP、NZ	无
8	WO0035949A1	修饰的可溶性蛋白抗原，能够引起增强的特异性细胞毒淋巴细胞（CTL）反应，修饰包括在抗原上添加肽序列以使修饰后的抗原容易进入抗原提呈细胞	9	5	8	WO、EP、US、AU、CA、JP、NZ	无
9	WO0127245A2	DC 组合物，从人类外周血单核细胞中分离培养获取该组合物的方法，鉴定和分离两个不同阶段成熟度的 DC 的方法	3	15	4	WO、EP、AU、CA、JP	无
10	WO0139594A2	低温贮藏抗原提呈细胞或其前体的方法和组合物	2	0	1	WO、AU	无
11	WO0174855A2	免疫刺激融合蛋白，包含多肽抗原组分和源于 HER‑2 蛋白胞内域的免疫刺激组分；该免疫刺激融合蛋白激活 DC 的方法	16	27	13	WO、EP、US、AU、CA、CY、DE、ES、JP、NZ	无

序号	公开号	技术内容	引证数量/次	被引证数量/次	同族专利数量/件	同族专利布局	中国同族
12	US2003190682A1	制备包含活化的抗原提呈细胞的免疫刺激疫苗的方法，该抗原提呈细胞具有刺激治疗性 T 细胞反应的能力	12	15	0	US	无
13	WO2004026238A2	包含 DC 细胞、肿瘤特异性抗原 PAP 和 GM－CSF 融合蛋白的免疫治疗组合物，用于治疗中度－高度分化癌症的方法	15	8	6	WO、EP、US、CA、AU、NZ、JP	无
14	WO2004111075A2	在肿瘤细胞中高水平表达的可变阅读框多肽，由 APC 或 DC 装载能够诱导免疫反应用于治疗癌症	20	13	7	WO、EP、US、CA、ES	无
15	WO2008022030A2	人前列腺酸性磷酸酶的新的 T 细胞表位	7	4	5	WO、EP、US、CA、JP	无
16	WO2008118369A2	用 GM－CSF 和肿瘤相关抗原共价结合的共轭蛋白活化外周血单核细胞，从而诱导细胞毒 NK 细胞介导的免疫反应的方法	14	2	4	WO、EP、US、CA	无
17	WO2015035250A2	用生物标志物检测 PAP－GMCSF 免疫治疗疗效的方法	7	0	2	WO、EP、US、AU、CA、CN、KR	未决

我们考察了 Dendreon 在 Sipuleucel－T 的研发和上市过程中的专利申请情况以及相应的市场事件，并按照时间线对其进行了梳理，如图 5－3－4 所示（见文前彩色插图第 3 页），以从中获得该产品的技术发展状况和申请主题等方面的专利信息，我们还进一步考察了该产品的相关专利申请的在各国和中国的专利布局情况，以期为国内相关企业和研发机构提供参考。

　　20 世纪 90 年代初，美国斯坦福大学免疫学家 Edgar Engleman 就开始研究利用人体免疫细胞制备疫苗治疗癌症的方法。1992 年，他与 Samuel Strober 教授共同创办了 Dendreon，致力于 DC 疫苗的研发。5 年后，Dendreon 开展了自体细胞免疫治疗药物 Sipuleucel - T 的首个 Ⅰ/Ⅱ 期临床试验，随后进行了一系列 Ⅲ 期临床试验。在历经了 10 余年的坎坷历程之后，最终于 2010 年获得了 FDA 的认可，获准用于无症状或轻微症状的转移性去势抵抗性前列腺癌（CRPC）的治疗。

　　Dendreon 涉及 DC 疫苗的专利申请，主要可以划分为 4 个方面的技术内容，包括：①DC 的分离、活化、贮存等；②肿瘤特异性抗原的选择、修饰、制备等；③包含 DC 细胞、肿瘤特异性抗原的免疫组合物及其用途和④预测治疗疗效的生物标志物等 4 个方面。其中，发明点涉及 DC 的分离、活化、贮存等的专利申请有 6 项，分别为 US6121044A、WO9721488A1、WO9835758A1、WO9963050A2、WO0127245A2、WO0139594A2，发明点涉及肿瘤特异性抗原的选择或改进的专利申请有 6 项，分别为 WO9846769A1、WO9909166A2、WO0035949A1、WO0174855A2、WO2004111075A2、WO2008022030A2，发明内容主要涉及免疫组合物的专利申请有 4 项，分别为 WO9724438A1、US2003190682A1、WO2004026238A2、WO2008118369A2，其中 WO9724438A1 是该产品的核心专利。而最近的一项专利申请 WO2015035250A2 则涉及用生物标志物检测 Sipuleucel - T 免疫治疗的疗效。

　　在 DC 方面的专利申请中，从最初从人血液样本中采用密度梯度离心提取 DC 的方法、装置，到发现特殊的有效的细胞分离培养介质，再到不仅能够分离培养 DC，还能够鉴定和分离出不同成熟阶段的 DC，再发展到对分离的 DC 进行低温贮藏的方法。

　　在抗原的选择和改进方面的专利申请中，大致有两个发展方向，一个方向是对抗原的选择，例如，从使用鼠的异种前列腺酸性磷酸酶，到使用人的前列腺酸性磷酸酶，再到发现人前列腺酸性磷酸酶的新的 T 细胞表位，以及在肿瘤细胞中高水平表达的可变阅读框多肽等；另一个方向是对抗原进行修饰，例如前列腺肿瘤抗原多肽与异源的多肽序列融合的嵌合多肽分子，或者在可溶性蛋白抗原上添加肽序列以进行修饰使其更容易进入抗原提呈细胞，或者将多肽抗原组分和源于 HER - 2 蛋白胞内域的免疫刺激组分融合成融合蛋白等。

　　在涉及免疫组合物的专利申请中，核心专利是 WO9724438A1（申请日为 1996 年 12 月 23 日），首次提到了通过连接肿瘤特异性抗原前列腺酸性磷酸酶（PAP）和 DC 结合蛋白 GM - CSF 而构建肽复合物，并将活化的 DC 与肽复合物接触从而诱导细胞毒 T 细胞反应，这也即是 Sipuleucel - T 的作用原理。而后续的申请则主要涉及免疫组合物的用途。

　　Dendreon 涉及 DC 疫苗的专利申请，基本上都是以 PCT 国际申请的形式最先提出申请，从同族专利来看，该公司非常重视在欧洲、北美洲、澳洲以及日本等国家或地区的专利布局，只有最新的一项专利申请 WO2015035250A2 有中国同族，申请号是 CN201480057668.8（申请日为 2014 年 9 月 5 日），目前处于等待进入实质审查阶段。

　　由于专利申请 CN201480057668.8 是 Dendreon 首次在中国进行专利布局，并且该专利申请的内容涉及用生物标志物检测 Sipuleucel－T 免疫治疗的疗效，而生物标志物是近年来的研究热点，且缺乏有效的疗效评价体系一直是 Sipuleucel－T 治疗的不足之一，因此我们对该件中国专利申请的内容进行了分析。该件专利申请公开了利用预先确定的生物标志物，通过测量患者针对细胞抗原特异的主动免疫疗法 CASAI（使用 Sipuleucel－T）治疗的应答来预测治疗结果的方法。所述方法主要包括步骤：①获得与一种或多种预先确定的生物标志物抗原反应的基线抗体水平；②利用所述靶标癌症抗原，通过 CASAI 对所述癌症患者进行治疗；③获得来自用 CASAI 治疗之后的患者血液样品的，与所述一种或多种非靶标的预先确定的生物标志物抗原反应的治疗后抗体水平；以及，④测量与所述一种或多种非靶标的预先确定的生物标志物抗原反应的基线抗体水平与治疗后抗体水平之间的差异，其中相对于其基线水平，与所述一种或多种非靶标的预先确定的生物标志物抗原反应的抗体水平的增加预示着阳性治疗反应。预先确定的生物标志物抗原包括 PSA（前列腺特异抗原）、PAP（前列腺酸性磷酸酶）、ERAS（胚胎干细胞表达的 Ras）、KLK2（激肽释放酶相关肽酶2）、KRAS（v－Ki－ras2Kirsten 大鼠肉瘤病毒癌基因同源物）、LGALS3（可溶性半乳糖苷结合凝集素3）和 LGALS8（可溶性半乳糖苷结合凝集素8）等。可以通过检测与预先确定的生物标志物抗原或其组合结合的反应性抗体（如 IgA、IgD、IgE、IgG、IgM 或它们的亚类，如 IgG1、IgG2、IgG3 或 IgG4）的水平，以获得疾病预后或确定治疗反应。随着人类对于肿瘤研究的不断深入，肿瘤治疗从传统的经验性治疗模式越来越向依据生物标志物的个体化诊疗模式转变，而在肿瘤免疫治疗领域个性化治疗的重要性和迫切性显得尤为突出。尤其在 DC 疫苗中，DC 是取自患者自身的外周血液，经过一系列处理后制备成疫苗，还需要回输至患者体内以激活患者自体内的特异性抗肿瘤免疫反应，因此，这就必然要求良好的疗效评价体系的建立，也即准确的生物标志物的筛选和确定。抗肿瘤疫苗的疗效评价体系的建立是肿瘤免疫疗法个性化治疗的保障，也是未来科研的发展方向。

Sipuleucel－T 是第一个被 FDA 批准上市的肿瘤治疗性疫苗，凭借总生存期（OS）相比对照组延长4.1个月的获益而获得 FDA 批准，被预测销售峰值可达43亿美元。基于跟疫苗圈大腕葛兰素史克的合作生产和销售，Sipuleucel－T 在2010年不负众望实现了4.8亿美元的销售收入。但是 Dendreon 在2011年中止了与葛兰素史克的合作协议，独自承担 Sipuleucel－T 的生产销售工作。由于高昂的生产成本、复杂的操作和市场推广等因素，Dendreon 明显力不从心，Sipuleucel－T 的销售额在2011年掉至2.14亿美元，2012年和2013年的销售额分别为3.25亿美元和2.83亿美元。到2014年11月，因为无能力偿还6.2亿美元的巨额债务，Dendreon 宣布破产。2015年2月，Sipuleucel－T 的权利被加拿大制药商 Valeant 买断。诺华收购了 Dendreon 的一家生产工厂来推动自身细胞疗法事业的发展。

经过检索调查，Valeant 的专利申请主要集中在核苷类药物，用于治疗如 HIV 等病毒感染类疾病，目前还没有在肿瘤免疫、DC 疫苗等方面申请专利。也就是说，由于公司的变迁，Sipuleucel－T 的专利后续保护还未跟上，并且它的核心专利也即将到期，而且该公司在中国的专利布局非常不足，几乎是空白，这对于我国的相关企业和研发机构来说是非常有利的。

Sipuleucel – T 的失败似乎更多是经济学上的失败，但它在财政上的困境并未减弱研究者对于肿瘤疫苗的兴趣。目前，Sipuleucel – T 的临床应用面临许多挑战。首先，缺乏完善的病情进展指标以及没有明确的预测或反应生物标志物，尽管 Dendreon 在破产前申请的 WO2015035250A2 就涉及检测 Sipuleucel – T 免疫治疗疗效的生物标志物，但是在这方面的研究仍然有很多不足，亟须建立 Sipuleucel – T 疗效的评价体系。其次，Sipuleucel – T 的治疗成本非常昂贵，有报道，Sipuleucel – T 治疗成本为每疗程 93000 美元，这样昂贵的成本必然大大限制了 Sipuleucel – T 的实际临床应用，而降低昂贵成本的方法之一就是增加 PAP – GM – CSF 融合蛋白的生产效率。另外，尽管 Sipuleucel – T 免疫治疗对于大多数转移性 CRPC 患者能延长生存期，但至今还没有仅用单一治疗方法就可使 CRPC 患者完全缓解或维持持久疗效，目前多提倡生物制剂联合免疫疗法，如检查点抑制剂、靶向阻断治疗、细胞因子、其他疫苗或化疗联合治疗。未来的研究将集中于免疫治疗与传统或新的治疗方法优化组合，联合免疫治疗将有望提高总的治疗效果。这些都可以成为今后的研发方向。而在专利申请和布局方面，建议除关注一件在审的涉及生物标志物的申请的进展外，对于进一步的研究成果，在国内可以通过较为全面和充分的专利策略进行保护，如果要进行海外布局，特别是由于 Dendreon 的专利几乎在欧洲、美国、日本、澳大利亚、加拿大等国家或地区都有同族申请，就需要特别地关注同族申请的法律状态和保护范围。

5.4　小　　结

世界范围内公开的涉及肿瘤疫苗的专利申请共计 17753 项。这其中，国内外申请人在中国申请的涉及肿瘤疫苗的专利申请共计 4810 件。这些肿瘤疫苗专利申请在申请量、申请人、区域分布、技术发展等方面呈现出以下特点。

（1）全球专利申请量快速增长后回落并渐趋稳定，美国占据绝对技术优势，中国近年来快速增长。

近 20 年来，全球肿瘤疫苗专利申请的数量基本上呈现出快速增长后回落再逐渐趋向于稳定的变化趋势。1997 年以前专利申请的数量相对较少，年申请量在 300 项以下；1997 ~ 2001 年专利申请量有了明显的增长，并且保持了较高的增长速率，到 2001 年达到肿瘤疫苗专利技术发展的高峰，之后申请数量先有所回落后逐渐趋向于稳定，年申请量维持在 800 项左右。来自美国的申请占据了绝对的优势地位，贡献了占全球 60%以上的专利申请数量。来自于中国的申请数量排在第 3 位，并且中国的申请数量从2007 年开始有了一个较为明显的增长，近几年甚至能够与第 2 位欧洲的申请数量持平。

在中国公开的涉及肿瘤疫苗的专利申请数量在 2000 年以前，国内申请人的申请数量很少，而国外来华的申请数量一直在保持增长的趋势。而 2003 年以后，国外来华的申请数量开始趋于平稳，而国内申请人的申请数量一直保持着增长的态势，到 2013

年，国内申请人的申请数量已经与国外来华的申请数量基本持平。

（2）全球范围内，美国、欧洲、日本、澳大利亚、中国是主要目标市场；中国申请人在国内的申请数量上占优，但海外专利布局不足。

全球范围内，来自于美国的专利申请数量最多，约占肿瘤疫苗专利申请的63%，第2~5位依次是欧洲、中国、日本和韩国，来源于以上5个国家或地区的专利申请数量占全球肿瘤疫苗专利申请的93%。而美国、欧洲、日本、澳大利亚、中国是全球范围内肿瘤疫苗专利申请的布局分布最多的目标市场。在肿瘤疫苗中国专利的申请人中，中国申请人的申请数量最多，但是我国在该领域的PCT申请数量却非常少，显示了我国申请人在全球范围内专利布局的不足。

（3）肿瘤抗原疫苗、DNA疫苗申请数量占优势，DC疫苗发展势头好。

无论是在全球范围内，还是在中国的专利申请，肿瘤抗原疫苗的专利申请数量都是最多的，其次是肿瘤DNA疫苗，传统的肿瘤细胞疫苗和目前临床上有突破的DC疫苗的数量较少，而抗独特型抗体疫苗是一类较为新兴的肿瘤疫苗，专利申请数量也最少。

（4）以葛兰素史克为代表的大型跨国药企优势明显，国内申请人以研究所和大学为主。

无论在全球范围内，还是在中国的专利申请，葛兰素史克的专利申请数量都是排在第1位，大型跨国药企优势明显，而中国的国内申请人仍然是以研究所和大学为主，以军事医学科学院基础医学研究所数量最多。

（5）肿瘤DC疫苗Sipuleucel‑T在发达国家或地区布局全面，在中国布局基本为空白。

Sipuleucel‑T是第一个自体主动免疫疗法药及第一个真正的治疗性癌症疫苗，也是第一个被FDA批准上市的肿瘤治疗性疫苗。Dendreon涉及DC疫苗的专利申请，主要可以划分为4个方面的技术内容，包括涉及：①DC的分离、活化、贮存等；②肿瘤特异性抗原的选择、修饰、制备等；③包含DC、肿瘤特异性抗原的免疫组合物及其用途和④预测治疗疗效的生物标志物4个方面。从同族专利来看，Dendreon非常重视在欧洲、北美洲、澳洲以及日本等国家或地区的专利布局，只有最新的一项专利申请WO2015035250A2有中国同族，申请号是CN201480057668.8（申请日2014年9月5日），目前处于等待进入实质审查阶段。而Sipuleucel‑T的核心专利是WO9724438A1（申请日1996年12月23日），即将到期。由于Dendreon破产，Sipuleucel‑T的权利被Valeant公司买断，专利后续保护还未跟上，而且该公司在中国的专利布局非常不足，几乎是空白，这对于我国的相关企业和研发机构的研发和专利布局来说非常有利。

第6章 细胞免疫疗法专利分析

随着对肿瘤发生、发展的分子机制的深入研究和生物技术的迅速发展，生物免疫治疗已经成为肿瘤综合治疗的第四种模式，并受到越来越多的关注。按照生物治疗的制作模式将其分为两大类，一类是细胞免疫疗法，另一类是非细胞类疗法。其中，细胞免疫疗法主要是指过继性细胞免疫疗法即通过输注自身或同种异体具有抗肿瘤活性的免疫细胞，直接或激发机体免疫反应以杀伤肿瘤细胞，以达到治疗肿瘤的目的的治疗方法。它不仅可纠正细胞免疫功能低下，促进宿主抗肿瘤免疫功能，并且可直接发挥抗肿瘤作用。

目前细胞免疫疗法技术在多数国家是按照药品管理，须严格进行Ⅰ、Ⅱ、Ⅲ期临床试验，目前国外还没有批准的细胞免疫治疗药物。在我国，细胞免疫疗法技术属于第三类医疗技术。2016年5月4日，卫计委明确指出了第三类医疗技术也需要严格审批，目前有多家公司进行细胞免疫疗法的临床试验，但均没有正式投入临床应用。虽然目前还没有批准的相关药物，但由于细胞免疫疗法技术具有明显的优势：①免疫细胞多在体外培养，可有效避免体内的免疫阻碍；②介导免疫细胞活化的各类细胞因子及肿瘤抗原或多肽都可经克隆技术得到大量的扩增，使得活化免疫细胞可以方便地扩增；③体外活化增殖免疫细胞可避免大量输入各类细胞因子带来的不良反应；④由肿瘤疫苗刺激的活性免疫细胞受到体内免疫调节网络的限制会进入一个平台期而不再增加，但在体外培养就能有效避免这个调节网络的限制，因此其具有较好的发展前景。

虽然细胞免疫疗法是现在肿瘤治疗的热点方法，但受以下三点原因的制约，涉及细胞免疫疗法的专利申请量会受到一些影响。第一，由于现在开展的细胞免疫疗法需要采集人体自身免疫细胞，经过体外培养再回输到人体中，涉及的是一种治疗方法，属于《专利法》第25条不授予专利权的客体。另外在临床中，细胞免疫治疗整体方案的依据是个体肿瘤患者的肿瘤抗原。例如，肿瘤浸润淋巴细胞就是从患者切除的肿瘤样本中得到的自体细胞，然后经IL-2等因子刺激，检测能在体外抑制患者肿瘤的TIL亚群，再将这些亚群经扩增回输至患者体内。由于这种个性化的治疗方案往往会影响整个方案的再现性，因此可能与《专利法》第22条第1款规定的实用性相冲突。第二，由于细胞免疫治疗与传统的化疗药物等在作用机制上有本质的区别，前者是通过机体的免疫机制来杀伤肿瘤细胞的，因此细胞免疫治疗的疗效先涉及一种免疫反应动力学的建立，然后才有患者肿瘤负荷和生存期的变化，因此检测一些能反映免疫细胞激活状态的免疫指标有一定意义。而由于人体免疫反应的复杂性，免疫反应的检测结果与治疗效果之间的关系尚无确定的结论，有的甚至得出了相反的结论。另外虽然细胞免疫疗法通过激活机体的免疫反应发挥抗肿瘤的作用，但患者接受免疫疗法后的临床疗效是否与免疫反应直接相关目前尚无定论。综上所述，细胞免疫疗法的评价体系还需要在临床中进一步完善。第三，在我国，一直以来细胞免疫疗法技术属于第三类医疗技术，在卫计委明确指出了第三类医疗技术需要严格审批之前，并没有明确的相关管理政策。

6.1 全球专利分析

本节以全球范围内细胞免疫疗法的专利申请总量为基础，通过数量的统计分析来研究全球细胞免疫疗法的发展趋势，包括从申请量变化趋势、技术分支分布以及主要申请人的国家或地区分布、研发活跃度和合作研发倾向等方面进行分析比较。我们分析了 2016 年 4 月 30 日以前公开的专利文献，根据 WPI 数据库的统计结果，世界范围内公开的细胞免疫疗法的专利申请共计 1354 项。

6.1.1 细胞免疫疗法全球专利申请量 2010 年后美国和中国领先，美国是主要技术输出国

细胞免疫疗法的概念由 Mitchison 于 1955 年最早提出。细胞免疫疗法通过一定手段将自体或异体免疫细胞在体外扩增，再回输入患者体内，不仅可以直接杀灭肿瘤，而且能调动机体本身的免疫功能来发挥抑制肿瘤的作用。由于 T 细胞免疫及肿瘤抗原相关概念在当时还未能很好地被人们理解，早期使用自体或异体淋巴细胞的临床研究结果并不令人满意。Weiden 等在进行造血干细胞移植过程中发现，使用同基因的供体进行移植在预防复发方面不如采用兄弟姐妹的供体，为过继性 T 细胞治疗提供了理论基础。白介素 2（IL－2）的发现及人们对其功能的大量研究，让医学界充分肯定了 IL－2 在参与机体免疫和肿瘤免疫的调节作用。1985 年，首次报道了过继性细胞回输用于肿瘤，引起了医学界轰动，随后细胞免疫疗法在肿瘤治疗中的应用开始发展起来。

2008 年卡尔朱恩抽取 6 岁的小艾米丽的血液，在其中提取她的白细胞，利用改良的艾滋病毒对这些白细胞进行改造，使其识别肿瘤细胞并进行杀伤。改造后的白细胞又重新输回小姑娘的体内，CAR－T 治愈了小艾米丽的白血病。CAR－T 的出现使人们在对抗癌症这一隐性又无处不在的恶魔的战争中，找到了扭转战局的契机。因此在 2010 年左右，随着 CAR－T 细胞技术的发展，细胞免疫治疗的临床试验也迎来了爆发式的增长。

为了解全球细胞免疫疗法专利技术的整体发展趋势，我们对全球细胞免疫疗法专利申请量数据按时间顺序进行了统计，以得到全球细胞免疫疗法专利申请量的历年变化趋势。

从图 6－1－1 可以看出，在近 20 年来，细胞免疫疗法全球专利总体发展较为快速。从申请量的历年变化趋势看，细胞免疫疗法全球专利申请自 1998 ~ 2009 年处于较为平稳时期，专利年申请量涨幅不大。自 2010 年开始处于快速增长时期，从 2010 年开始的 63 项的年申请量到 2014 年达到顶峰的 163 项的年申请量，年申请量增长了近 159%，

预示着通过细胞免疫疗法治疗肿瘤的各项技术出现了很多新的研究进展。上述全球专利申请量发展趋势与细胞免疫疗法的技术发展史是相吻合的。

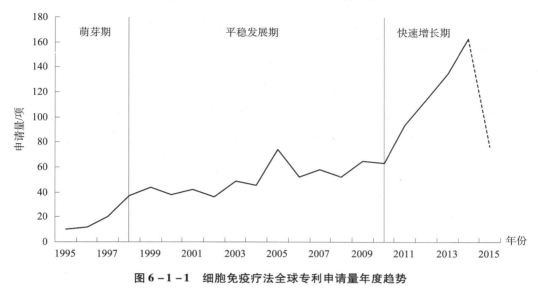

图 6 – 1 – 1　细胞免疫疗法全球专利申请量年度趋势

接着我们分析了细胞免疫疗法在美国、欧洲、日本和中国的专利申请量在近 20 年内的年度分布，以及细胞免疫疗法领域全球专利申请的技术主要来源地分布，以分析出技术相对成熟的国家或地区。

从图 6 – 1 – 2 可以看出，美国在细胞免疫疗法方面的专利申请量稳居全球第一，远远超过欧洲、日本和中国。从 2010 年开始，美国和中国的细胞免疫疗法的专利申请量有了大幅度的提高，进入快速增长时期。并且，从 2010 年开始，中国的细胞免疫疗法的专利申请量超过了欧洲和日本，仅次于美国的申请量。上述美国、欧洲、日本和中国的专利申请量的年度发展趋势与细胞免疫疗法的市场现状也是相吻合的。

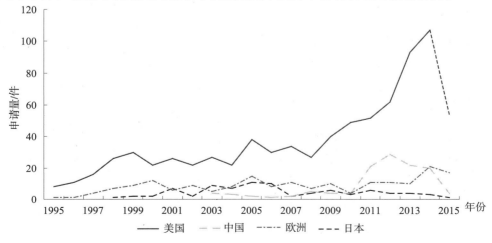

图 6 – 1 – 2　细胞免疫疗法全球专利申请主要来源国家或地区年度申请量

图6-1-3列出了细胞免疫疗法领域全球专利申请的技术主要来源地分布，该图的数据基础是统计每项专利申请的最先申请国。由于申请人一般倾向于在所属国家进行第一次专利申请，因此该项数据更真实地表明了各个国家或地区在细胞免疫疗法研发领域的技术实力。

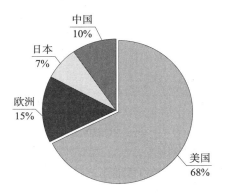

图6-1-3　细胞免疫疗法领域全球专利申请人区域分布

从图6-1-3中可以看出，美国作为全球药物研发的主力军，有68%的专利申请首次是在美国提出的，其在细胞免疫疗法领域依然占据主导地位。除美国之外，欧洲、中国和日本分别排在第2~4位，所占比重分别为15%、10%和7%。

6.1.2　细胞免疫疗法垄断程度不高，技术相对不成熟

我们统计了全球细胞免疫疗法技术中申请量超过20项的申请人。

从图6-1-4可知，从专利申请量来看，全球细胞免疫疗法领域排名前8位的申请人申请量总和占全部申请量的比例只有18%，而82%的专利申请来自其他申请人，可见在细胞免疫疗法领域的研发呈现百家争鸣的状况。

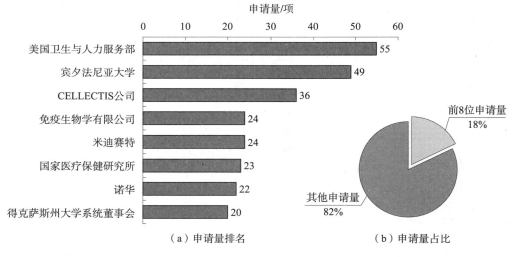

（a）申请量排名　　　　　　　（b）申请量占比

图6-1-4　细胞免疫疗法全球主要申请人申请量排名及占比分析

从图 6 - 1 - 4 中可以看出，8 个申请量超过 20 项的申请人中，有一半都是来自大学和机构，且美国卫生与人力服务部以 55 项的申请量稳居全球第 1 名，宾夕法尼亚大学以 49 项的申请量位居全球第 2 名。申请量排名最高的企业中来自法国的 CELLECTIS 公司以 36 项的申请量位居全球第 3 名，比第 1 名美国卫生与人力服务部少了 19 项。这也可以说明细胞免疫疗法技术虽然发展了几十年，但因前述的技术方案、疗效评价体系的建立和政策不明确的原因，因此企业进入该领域会比较慎重。

并且在 4 家企业中，除了诺华是传统的大型跨国药企外，其他 3 家 CELLECTIS 公司、免疫生物学有限公司和迷迪赛特都是比较新的生物公司，其中以 CELLECTIS 公司最新。该公司成立于 1999 年，成立之初的 10 年中只是家名不见经传的生物制药公司，2010 年由于用同种异源的方法来开发 CAR - T 细胞技术，获得的细胞株在白血病临床中表现了优异的效果，从而获得了业界的认可。美国制药巨头辉瑞还与法国药企施维雅抢购由法国生物技术公司 CELLECTIS 开发的一款针对血液癌症极具治疗潜力的 CAR - T 细胞疗法 UCART19。最终 CELLECTIS 表示，施维雅已提前行使选择权，将收购 UCART19 的全球独家权利，该 CAR - T 细胞疗法即将进入 I 期临床试验，用于慢性淋巴细胞白血病（CLL）和急性淋巴细胞白血病（ALL）的潜在治疗。另外，辉瑞与施维雅也达成了一项独家全球授权及合作协议，双方将合作开发及商业化 UCART19。根据协议，辉瑞和施维雅将联合开展 UCART19 的临床开发项目，并且分摊开发成本。此外，辉瑞将负责 UCART19 在美国的潜在商业化，而施维雅则负责该疗法在其他国家或地区的商业化。

此外由于细胞免疫疗法的特殊性，需要从血液中分离细胞，或对细胞进行扩增，再将细胞输入患者体内，受上述步骤的限制，专利对其的保护力度有限，因此企业对于申请专利的积极性必然不如其他领域。例如，新晋制药公司 KITE 研发 CAR - T 细胞，在短短不到 1 年的时间里，其主要候选药物 KTE - C19 在 2016 年闪电收获 FDA 突破性疗法认证，预计明年会提交上市申请。然而我们在全球专利数据中并没有检索到 KITE 公司的相关申请；另外，诺华的另一主要竞争对手朱诺治疗公司的申请也只有 2 项；细胞免疫疗法的另一主要研究机构斯隆凯特琳癌症中心虽然是较早进行 CAR - T 细胞临床试验的机构，但其申请量也很低。

综上所述，可以看出，细胞免疫疗法由于前述的技术方案、疗效评价体系的建立和政策不明确的原因，垄断程度不高。并且对于国内申请人来讲，在该领域存在很大的机遇。

6.1.3　非特异性疗法申请量最多，CAR - T 技术后来居上

目前，根据输注细胞的抗原特异性将过继性免疫细胞治疗分为以下两大类：非特异性过继性细胞治疗，包括 NK、自然杀伤 T 细胞（NKT）、LAK、CIK；以及特异性过继性细胞治疗，主要是 CAR - T、TCR、细胞毒性 T 淋巴细胞（CTL）、TIL 和去除抑制性免疫细胞（Treg）。

NK 细胞是淋巴细胞的一种，存在于外周血、脾脏、淋巴结和骨髓中，被认为是集

体抗感染和抗肿瘤的第一道天然防线，不受 MHC 限制，不需要预先与抗原接触或显示任何记忆反应，其表面存在大量不同特异性和反应活性的受体，通过和靶细胞的相应配体识别来激活 NK 细胞，产生细胞毒性作用。NKT 同时具有 T 淋巴细胞和 NK 细胞的特征性膜标记。

LAK 是 NK 细胞或 T 细胞体外培养时，在高剂量 IL－2 等诱导下成为的杀伤细胞。$CD3^-CD56^+$ 细胞是 LAK 细胞的主要成分，LAK 不是由细胞学上已知的同质细胞所组成，能攻击不能被 NK 识别的肿瘤细胞。

CIK 是将人外周血单核细胞在体外用多种细胞因子共同培养一段时间后获得的一群异质细胞。$CD3^+CD56^+$ 细胞是 CIK 细胞的主要成分。

CTL 是由特定抗原诱导产生的细胞毒性 T 细胞，对于 CTL 应答的诱导，胞内蛋白通常被蛋白酶体或核内体/溶酶体降解，并且所得肽片段结合至 MHC I 类分子或 II 类分子上，这些复合体呈现在细胞表面，它们通过肽－MHC－T 细胞受体相互作用为 T 细胞识别提供靶标。

TCR 为所有 T 细胞表面的特征性标志，作用时识别抗原。对不同靶点有抗原特异性的 T 细胞受体，有 αβ 形式和 γδ 形式，T 细胞受体治疗是将 TCR 工程改造的 T 细胞输注入患者。

CAR 是一种蛋白质受体，可使 T 细胞识别肿瘤细胞表面的特定抗原，进而供给肿瘤细胞，这种表达 CAR 的 T 细胞被成为 CAR－T。CAR 是将针对肿瘤细胞相关抗原的抗体的 svFv 与 T 淋巴细胞受体的 CD3ζ 或 FcεR1γ 等胞内信号激活基序融合成嵌合抗原受体。CAR 包括胞外结合区、跨膜区和胞内信号区等。

1966 年 Southam 等发现输注自体白细胞可阻止肿瘤患者皮下移植肿物的生长。该研究表明许多患者体内存在对肿瘤生长、植入有特异性杀伤作用的白细胞及其临床应用潜能。随着 IL－2 及其他细胞因子的体外应用，展开了对 LAK、CIK 细胞的抗肿瘤研究。

1985 年，Rosenberg 等首次采用 LAK 治疗晚期肿瘤患者，开创了肿瘤 ACI 的先河。但该方法涉及大剂量 IL－2 的使用，毒性较大，且 LAK 体外扩增能力较低，体内杀瘤活性不高，故逐渐退出临床治疗。随后研究重点转移至特异性较高的 TIL，Rosenberg 等 1988 年第一次报道使用 TIL 治疗转移性黑色素瘤有效。TIL 的取材不便，限制了其广泛应用。目前应用最广泛的非特异性疗法是 NK 和 CIK。CIK 治疗肿瘤的临床试验首次报道于 1999 年，研究证实，与对照组相比，CIK 可提高晚期肿瘤患者的生活质量，延长生存期。NK 是机体天然免疫的主要承担者，同时还是调节天然免疫和获得性免疫的关键细胞。因此，近年来针对 NK 的研究逐渐受到人们的关注。

基因工程技术使得构建特异性更强的 T 细胞克隆成为可能，主要包括两类技术即 TCR 技术和 CAR－T 细胞技术。TCR 技术虽然取得了一些进展，但由于其存在 2 个主要问题，一是转基因 TCR 链可能与患者的内生 TCR－α/β 链发生错配，从而产生不确定的特异性，还可能产生移植物抗宿主病；二是 TCR 转基因技术还受到 MHC 限制性影响，并且 TCR 结合的抗原多为蛋白肽段，不能识别糖类与糖脂类抗原，使得抗原范围局限，也部分限制了这类技术的广泛应用。CAR－T细胞技术的出现，使T细胞可通过非MHC限制性途径与肿瘤抗原发生反应，突破了抗原种类的限制，避免肿瘤通过抗原提呈缺陷而导致的免疫逃逸现象。T细胞的遗传修饰，不只限于保证T细胞的抗原特异性，而且可以插入改善T细胞效能的基因。该项技术虽然出现很多年，但2008年才首次用于临床，因此其发展较晚，但由于其在急性白血病和非霍奇金淋巴瘤的治疗上有显著的疗效，目前是最热门的细胞免疫疗法技术。

我们分析了细胞免疫疗法全球申请各技术分支申请量对比，以期找出在全球专利申请中细胞免疫疗法中的热点技术。

从图6－1－5中可以看出，细胞疗法在全球的专利中，NK/NKT的申请量共计487项，占细胞免疫疗法全球申请总量的36%，排名第一。CAR－T、TCR和CTL 3个技术分支的申请量位居特异性过继性细胞治疗的前3位，申请量分别为251项、240项和198项，分别占细胞免疫疗法全球申请总量的18.5%、17.7%、14.6%。

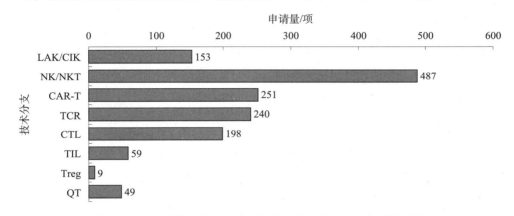

图6－1－5　细胞免疫疗法全球专利申请各技术分支申请量对比

从图6－1－5还可以看出特异性过继性细胞治疗超过了非特异性过继性细胞治疗的专利申请量，也就是说，虽然特异性细胞疗法起步较晚，但其发展快，尤其是CAR－T技术是最新用于临床的肿瘤疗法，但其申请量已经超过了传统的LAK/CIK申请量，证明了CAR－T细胞技术的火热程度。

6.2　中国专利分析

本节考察细胞免疫疗法在中国的专利申请情况，包括从专利申请的申请量、专利申请的技术主题、国内外主要申请人的情况等方面进行详细分析。在本节中，所有分析的数据均来自CNPAT数据库，细胞疗法在中国共涉及421件专利申请，数据检索日期截至2016年4月30日，其中，全部都是以发明专利的类型申请的。

6.2.1　2011年国内申请爆发式增长，超过国外来华申请量多倍

我国开展细胞免疫疗法的研究晚于美国等国，但是在国外，例如美国，对于细胞

免疫治疗技术是按照药品管理，须严格进行Ⅰ、Ⅱ、Ⅲ期临床试验，这就相当于提高了企业进入细胞免疫治疗技术的门槛。在我国，细胞免疫疗法属于第三类医疗技术，2016年5月4日，卫计委才明确指出了第三类医疗技术也需要严格审批，而在这之前，没有明确的规定，这也使得很多药企、医院和研究机构，在看到细胞免疫治疗技术在癌症领域的广阔前景后迅速投入到研发和临床试验中。

为了解中国的细胞免疫疗法专利申请技术的整体发展趋势，我们统计了近20年在中国的细胞免疫疗法专利申请数量的历年变化情况。

图6-2-1显示了细胞免疫疗法在中国的专利申请的历年数量变化情况。从图中可以看出中国细胞疗法专利申请的数量从2010年开始整体保持增长的态势。国内申请人的申请起步较晚，始于2000年以后，申请量从2010年开始大幅提高，迅速超过国外来华的申请量，而国外来华申请量发展相当缓慢，说明近几年国内申请人在细胞疗法领域申请专利的积极性正在大幅度提高。这与上面提到的细胞免疫疗法技术在国内的发展现状是分不开的。而由于卫计委已经明确指出了第三类医疗技术也需要严格审批，可以预见，2016年开始，细胞免疫治疗技术的专利申请量会开始放缓增长，这对细胞免疫治疗技术在中国的健康发展是有益的。

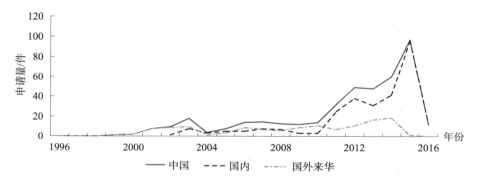

图6-2-1 细胞免疫疗法中国专利申请量年度趋势

6.2.2 国内申请人占主导地位，美国是主要国外来华申请人

我们研究了421件细胞免疫疗法中国专利申请的来源国和主要申请人的情况，结果如图6-2-2和表6-2-1所示。

从图6-2-2可以看出，国外来华的专利申请量为133件，占总量的32%；而国内申请人的专利申请量为288件，占总量的68%，占主导地位。从图中还可以看出，国外来华申请细胞免疫疗法专利的申请人主要来自美国、欧洲和日本，其中，来自美国的申请量最多，共计55件，约占所有国外来华申请量的41%；第2位来自欧洲的申请量，共计35件，约占26%；第3位的申请量来自日本，为27件，约占20%。这三个国家或地区的申请量合计约占所有国外来华申请量的87%。

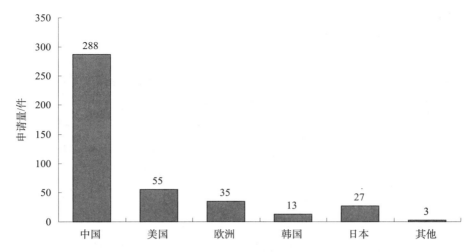

图 6 - 2 - 2　细胞免疫疗法中国专利申请来源国家或地区分布

表 6 - 2 - 1　细胞免疫疗法中国专利申请排名前 10 位的申请人

申请人	专利申请量/件
宝生物工程公司	14
广州赛莱拉干细胞科技股份有限公司	12
宾夕法尼亚大学	9
美国卫生与人类服务部	8
人类起源公司	6
中国人民解放军总医院	6
时宏珍	6
北京康爱瑞浩生物科技股份有限公司	5
英美偌科有限公司	5
郑骏年	5

　　由表 6 - 2 - 1 可看出，细胞免疫疗法中国专利申请排名前 10 位的申请人的申请量都不大，最多的为日本的宝生物工程公司，申请量也只有 14 件，第 2 位的为广州赛莱拉干细胞科技股份有限公司，申请量为 12 件，其余 8 个申请人的申请量均没有超过 10 件，并且也没有传统的国外大型药企，由此也说明了细胞免疫疗法在中国的垄断程度不高。

6.2.3　细胞免疫疗法中国专利申请以非特异性细胞疗法为主

　　在涉及细胞免疫疗法的 421 件中国发明专利申请中，课题组根据前期调研结果及产业分析结论等确定了 7 种重要的细胞免疫疗法作为重点分析的技术主题，包括：LAK/CIK、NK/NKT、CAR - T、TCR、CTL、TIL 和 Treg。其他未分入上述 7 种技术主题的涉及细胞免疫疗法的设置为其他（QT）。

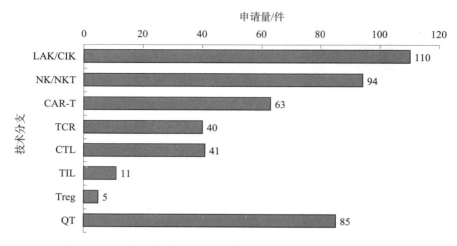

图 6-2-3　细胞免疫疗法中国专利申请各技术分支申请量对比

　　图 6-2-3 显示了细胞免疫疗法中国申请各技术分支申请量对比。从图中可以看出，细胞免疫疗法在中国申请的专利中以非特异性过继性细胞治疗（LAK/CIK 和 NK/NKT）为主，申请量共计 204 件，占细胞免疫疗法中国申请总量的 48%。CAR-T、CTL 和 TCR 3 个技术分支的申请量位居特异性过继性细胞治疗的前 3 位，申请量分别为 63 件、41 件和 40 件，分别占细胞免疫疗法中国申请总量的 15%、10%、9.5%。

　　图 6-2-4 显示了细胞免疫疗法中国申请各技术分支国内和国外来华申请量的对比。从图中可以看出国外来华细胞免疫疗法在中国的申请，非特异性过继性细胞治疗（LAK/CIK 和 NK/NKT）的申请量共计 37 件，占国外来华申请量（除去其他（QT）的部分）的 35%；特异性过继性细胞治疗（CAR-T、TCR、CTL、TIL 和 Treg）的申请量共计 68 件，占国外来华申请量（除去其他（QT）的部分）的 65%。国外来华细胞免疫疗法的申请主要集中在特异性过继性细胞治疗的研究方向。

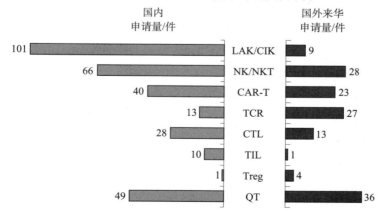

图 6-2-4　细胞免疫疗法中国专利申请各技术分支国内和国外来华申请量对比

从图中还可以看出国内细胞免疫疗法在中国的申请，非特异性过继性细胞治疗（LAK/CIK 和 NK/NKT）的申请量共计 167 件，占国内申请量（除去其他（QT）的部分）的 64%；特异性过继性细胞治疗（CAR－T、TCR、CTL、TIL 和 Treg）的申请量共计 92 件，占国内申请量（除去其他（QT）的部分）的 36%。国内细胞免疫疗法的申请主要集中在非特异性过继性细胞治疗的研究方向。

6.3　嵌合抗原受体修饰的 T 细胞免疫疗法

随着肿瘤免疫学理论和技术的发展，免疫细胞治疗在肿瘤治疗中的作用日益受到重视。研究发现，T 淋巴细胞是肿瘤细胞的天敌，在肿瘤免疫应答中起主要作用，对肿瘤细胞有极强的杀伤作用。但是，使用内源性 T 细胞进行肿瘤免疫治疗时，靶抗原需经过加工处理后才能和靶细胞表面的 MHC 作用，也就是存在我们常说的"MHC 限制性"。然而，肿瘤免疫编辑的过程会使 MHC 在肿瘤细胞表面表达下降，破坏抗原加工过程，降低肽段免疫原性。这样长期形成的免疫逃逸机制能使肿瘤细胞成功躲避 T 细胞攻击，肿瘤快速增殖。此外，人体内肿瘤特异性的 T 细胞数量较少，并且由于大多数肿瘤细胞不断表达自体抗原，使得靶向这些抗原的 T 细胞通过免疫耐受机制被中和或移除，数量进一步减少。所以，包括细胞因子诱导的杀伤细胞在内的 T 细胞过继性免疫治疗虽然在部分肿瘤的治疗中取得了一定的效果，但在大多数肿瘤中疗效尚不能令人满意。

目前，大多数 CAR 由胞外抗原结合区（由来源于单克隆抗体的轻链（VL）和重链（VH）组成，中间由带韧性的铰链区连接形成 scFv）、跨膜区域和胞内信号转导区组成。通过将 TAA 的 scFv 和胞内信号域 ITAM 在体外进行基因重组，生成重组质粒，再在体外通过转染技术转染到患者的 T 细胞，使患者 T 细胞表达肿瘤抗原受体，转染后经过纯化和大规模扩增后的 T 细胞，称之为 CAR－T 细胞。CAR－T 细胞在体内外都具有对特定肿瘤抗原高度亲和性及对抗原负载细胞高效杀伤特性。图 6－3－1 诠释了 CAR－T 的结构及其杀死肿瘤细胞的工作原理，近年来，CAR－T 细胞技术在白血病、淋巴瘤、黑色素瘤、脑胶质瘤等恶性肿瘤治疗中均显示出良好的抗肿瘤效应。

CAR 是 Eshhar 研究小组于 1989 年首次提出，也就是第一代 CAR－T 技术。第一代 CAR 由肿瘤抗原特异性 ScFv 和 ITAM 构成，第二代和三代 CAR 引入了共刺激分子，如 CD28、4－1BB（CD137）、OX40（CD134）和 ICOS（Inducible COS－timulator）等，旨在提高过继转移 CAR－T 细胞的杀伤性持久性。第一代至第三代 CAR－T 细胞结构如图 6－3－2 所示。

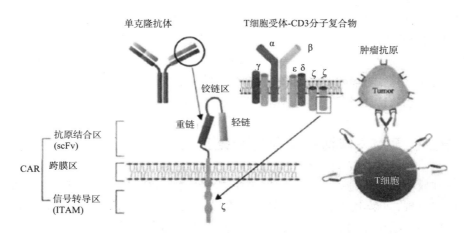

图6-3-1　CAR-T细胞结构及其对肿瘤细胞的作用原理

注：大多数CAR包括胞外抗原结合区（由来源于单克隆抗体的轻链和重链组成，中间由带韧性的铰链区连接形成单链抗体）、跨膜区域（一般由同源或异源的CD3、CD8或CD28等二聚体膜蛋白组成）和胞内信号转导区（免疫受体酪氨酸活化基序，通常为CD3ζ或FcεRIγ组成）。

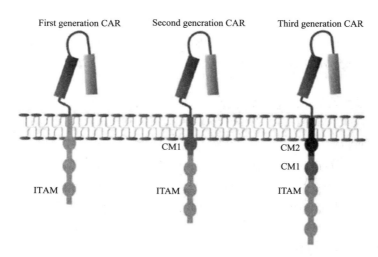

图6-3-2　第一代至第三代CAR-T细胞结构

注：第一代CAR（左）由单链抗体通过跨膜区域与胞内信号传导区（ITAM）相连，ITAM通常为CD3ζ或FcεRIγ；第二代CAR（中）的胞内信号转导区引入了共刺激分子CMI1，主要为CD28分子；第三代CAR（右）引入了双共刺激分子（CM1和CM2），主要为CD28分子加上CD134或CD137。

6.3.1　CAR-T细胞免疫疗法全球技术路线与国内申请人技术路线的分析和对比

CAR修饰的T细胞免疫疗法在全球专利申请数量为251项，我们将其进行技术分解，主要包括链的优化、靶位点、联合治疗、降低细胞毒性、载体的优化、多受体和其他几个方面的分析。

6.3.1.1　CAR-T细胞免疫疗法全球专利申请集中于对靶位点的研究

从图6-3-3可以看出，对于靶位点的专利申请量最多，其次是联合治疗和链的优化。由此可见，全球对于 CAR–T 免疫疗法的研究更多地集中于对肿瘤细胞（包括血液瘤和实体瘤）的新的更稳定、特异性更好的靶位点的筛选。

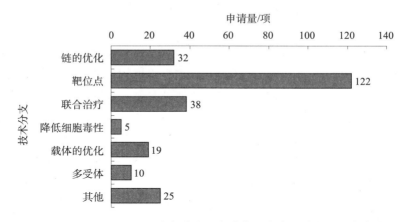

图 6–3–3　CAR–T 细胞免疫疗法全球专利申请各技术分支申请量

6.3.1.2　CAR–T 细胞免疫疗法全球技术路线，前期以链的优化和靶位点为主，后期仍以靶位点为主，并拓展外围技术领域

图 6–3–4（见文前彩色插图第 4 页）显示了 CAR–T 细胞免疫疗法全球技术路线图，从链的优化、靶位点、联合治疗、降低细胞毒性、载体的优化和多受体 6 个方面进行分析。

在链的优化方面，1998 年 3 月，梅约医学教育与研究基金会（MAYO FOUNDMEDICAL EDUCATION&RES，MAYO）和医药研究委员会（MEDICAL RES COUNCIL，MRCX）共同申请了公开号为 WO9912573A1 的专利，提出一种嵌合多肽是白细胞激活分子，其包括特异性结合以刺激白细胞分子的结构域、胞内信号结构域和跨膜结构域，其中，胞内结构域包含至少一个 CD3 复合体的链或者共刺激分子的胞内信号结构域，通过载体稳定转染 T 细胞，在 T 细胞中表达嵌合 T 细胞受体，通过该嵌合受体所激活的 T 细胞能够产生 IL–2。由此提出了嵌合抗原受体的最初结构模型。1998 年 9 月，纪念斯隆凯特林癌症中心（SLOAN KETTERING INST CANCER RES，SLOK）申请了公开号为 WO0014257A1 的专利，也提出了一种嵌合 T 细胞受体，包括前列腺特异性膜抗原（PSMA）连接的 scFv 单链可变区、胞浆区以及连接物，所述胞浆区包含 CD3zeta 链，所述连接物位于 PSMA–scFv 和胞浆区之间，连接物是 CD8 铰链。2000 年，公开号为 WO0233101A1 的专利，嵌合受体中改进了信号结构域，其采用 CD137 信号序列，对嵌合抗原受体链的结构进行了优化。

在靶位点方面，1998 年 10 月，CITY OF HOPE PAW（CITY）申请了公开号为 WO0023573A2 的专利，构建了 CD20 特异性嵌合 T 细胞受体，其包括信号结构域、跨膜结构域和包含 CD20 特异性受体的结构域，该受体修饰的 T 细胞可用于治疗淋巴瘤或白血病等疾病。

在联合治疗方面，2001 年，公开号为 WO02072850A1 的专利，采用结合肿瘤抗原的嵌合抗原受体与结合预选择的强抗原的 T 细胞受体共同转染淋巴细胞，以治疗肿瘤。

在载体的优化方面，2005 年，公开号为 WO2006036445A2 的专利，是对逆转录病毒载体进行改进，改进之处包括启动子、该载体中包含一个自杀基因等。

在降低细胞毒性方面，2012 年，公开号为 WO2014011987A1 的专利，提供结合在细胞表面表达的 CAR 的药物－分子结合物，导致该结合物内化进细胞，以及导致药物介导的细胞死亡，以有效控制和调节 CAR－T 细胞活性，从而阻止 CAR－T 细胞的活化和减少正常的、健康的非癌细胞的消耗。

在多受体方面，2013 年，公开号为 US2014271581A1 的专利，用一个或更多个（实施例做了 3 个）特异性嵌合抗原受体转染 T 细胞，在同一个受体上有一个或更多个抗原的 2 个或更多个抗原决定表位。

从以上 CAR－T 细胞免疫疗法全球技术路线分析可以得出图 6－3－5 所示的 CAR－T 细胞免疫疗法全球技术发展方向。

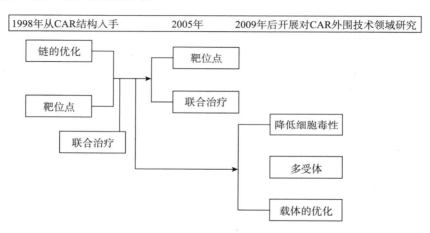

图 6－3－5　CAR－T 细胞免疫疗法全球技术发展方向

图 6－3－5 显示：1998～2004 年以链的优化和靶位点的专利申请为主。前期，先从 CAR 的结构入手研究其链的优化，对于链的优化多集中于对信号传导结构域的优化，与此同时，开展对靶位点的筛选研究，期望找到稳定、特异的靶位点，并从血液瘤的靶位点逐渐拓展寻找实体瘤的靶位点。后期，开始联合治疗方面的研究，比如 CAR 结合 T 细胞受体或者细胞因子等因素，联合治疗肿瘤。从 2005 年开始，专利申请以靶位点为主，加大了对联合治疗领域的研究，并开拓了载体的优化、降低细胞毒性和多受体的新的外围技术领域的专利申请。这也表明，对于 CAR 本身结构的研究已经较为成熟，对于决定 CAR 特异性的靶位点的挖掘，虽然受到临床效果等因素的影响，但仍然有可较大的探索空间。其中，联合治疗方面，CAR 联合抑制 TREG 的抑制剂、细胞因子抑制剂、激酶抑制剂等手段治疗肿瘤。2005～2015 年的中后期，开始关注 CAR－T 细胞免疫疗法所引起的安全问题，例如，细胞因子风暴、靶向－脱靶效应等，于是针对该问题，拓展了降低细胞毒性和多受体外围技术领域的专利申请，同时，为

了提高转染 T 细胞的效率，还拓展了载体的优化技术领域的专利申请。目前，降低细胞毒性方面以分子刹车为主，多受体方面以双受体和三受体为主，载体的优化方面，突破了传统的逆转录病毒载体和慢病毒载体，创新性地采用体外转录或合成的 RNA、CRISPR/Cas9 载体和双链微载体等多种载体形式。

6.3.1.3　CAR－T 细胞免疫疗法国内申请人集中于对靶位点的研究

截至 2016 年 4 月 30 日，2006～2016 年，CAR－T 细胞免疫疗法中国专利申请中的国内申请人的专利申请有 40 件，我们对其中主要国内申请人的 37 件专利进行了分析。

表 6－3－1　CAR－T 细胞免疫疗法中国专利申请国内申请人的专利申请

技术主题	公开号	内容概述	法律状态
链的优化	CN104177499A	CAR 中的 CD3zeta 胞内信号区通过采用 2A 短肽与两个共刺激分子配体连接，使其同时表达于免疫细胞的表面	未决
	CN103589742A	对 CAR 的胞内结构进行改进，将传统的由 CD3 或 CD3－CD28 构成的胞内结构改为由 CD3、CD28 和 CD137 构成的胞内结构	无权
	CN105418765A	以 CD8 的铰链区和跨膜区及 CD137 和 CD3zeta 的胞内信号结构域串联而成的信号传导结构域	未决
	CN104829733A	对抗原结合单元中重链和轻链的连接方式的改进，通过特定氨基酸序列的铰链连接抗原结合单元中的重链和轻链	未决
靶位点	CN103483453A	CAR 中的抗原结合结构域中包含 HERIN，能够高效结合肿瘤细胞广泛表达的 EGFR 膜受体家族蛋白	未决
	CN102775500A	采用人源化抗人肾癌抗原 G250scFv 可以有效降低异源抗体在人体内引起的免疫反应，延长 CAR 修饰 T 细胞在体内的存活时间	无权
	CN103145849A	CAR 的抗原结合结构域包括人抗 EB 病毒潜伏膜蛋白 1（LMP1）的单链抗体	有权
	CN104087607A	CAR 的胞外结合区包含特异性识别人表皮生长因子受体 EGFR 的第 287～302 位氨基酸表位的单链抗体 scFv	未决
	CN103113470A	靶位点所针对的抗原是 EGFR	有权
	CN104877028A	靶位点所针对的抗原是 DOTA	未决

续表

技术主题	公开号	内容概述	法律状态
靶位点	CN105315375A	靶位点所针对的抗原是 CLD18A2（胰腺癌、胃癌抗原）	未决
	CN105367661A	靶位点所针对的抗原是 HER1（肺癌抗原）	未决
	CN105384820A	靶位点所针对的抗原是 CD19	未决
	CN105384821A	靶位点所针对的抗原是 CD138（多发性骨髓瘤抗原）	未决
	CN105384822A	靶位点所针对的抗原是 CD138	未决
	CN105384823A	靶位点所针对的抗原是 CD33（急性髓系白血病抗原）	未决
	CN105384824A	靶位点所针对的抗原是 HER2	未决
	CN104788573A	靶位点所针对的抗原是 CD19	未决
	CN104910279A	靶位点所针对的抗原是 CEA	未决
	CN105177031A	靶位点所针对的抗原是 CD19	未决
	CN104877032A	靶位点所针对的抗原是 CD33（急性髓系白血病抗原）	未决
	CN105131126A	靶位点所针对的抗原是 NY-ESO-1	未决
	CN105132445A	靶位点所针对的抗原是实体瘤抗原	未决
	CN105384825A	靶位点所针对的抗原是 CD19-CD20 双靶点抗原	未决
	CN105384826A	靶位点所针对的抗原是 EGFRⅧ（神经胶质瘤、乳腺癌、卵巢癌抗原）	未决
	CN105368859A	靶位点所针对的抗原是 CD87	未决
联合治疗	CN105331585A	将表达程序性死亡配体-1（PD-L1）的可溶性受体与 M27-CAR 连接，该 CAR 修饰的 T 细胞携带有 PD-L1 阻断剂	未决
降低细胞毒性	CN105194661A	将识别病理性靶细胞相关抗原的结合分子替换为识别多肽标签（无关抗原）的结合分子，同时将识别病理性靶细胞相关抗原的结合分子与无关抗原的结合分子分别经连接肽连接，可以实现对该识别信号的选择性调控	未决
	CN105330750A	将一个可被特定抗体识别的抗原表位多肽作为分子刹车插入 CAR 单链抗体铰链与轻链可变区或/和重链可变区之间，促使 CAR 的单链抗体区段发生构象改变，无法有效识别靶标，从而快速中止 CAR-T 细胞对靶细胞的杀伤作用	未决

续表

技术主题	公开号	内容概述	法律状态
载体的优化	CN104694575A	构建了 MSCV 启动子（鼠干细胞病毒启动子）优化的慢病毒表达体系，提高 CAR 在 T 细胞中的表达效率	未决
	CN104894068A	利用 CRISPR/Cas9 技术将 CAR 分子精确地整合到人 T 细胞基因组特定的"安全港"位点，避免了使用病毒载体存在的安全隐患和外源基因转机插入基因组的遗传毒性和免疫原性等一系列临床风险问题	未决
	CN104910278A	构建携带有 VSVG 基因的病毒包装辅助质粒 H2 的重组慢病毒载体，此慢病毒可以高效感染 T 淋巴细胞	未决
	CN105524943A	利用双链微载体将 CAR 基因定点整合至 T 细胞 AAVS1 位点，所述的双链微载体 CELiD（即 AAV – ITR 微载体）是一种基于腺相关病毒基因组的线性闭环双链载体，其删除了质粒复制序列、抗性基因等绝大部分细菌 DNA，只保留基因表达所必需的顺式作用元件，其在真核细胞 Sf9 中生产	未决
多受体	CN103483452A	构建双信号独立的 CAR，2 种 CAR 分别识别肿瘤细胞两个不同家族的抗原，分别传递 T 细胞活化相关的两种信号	未决
	CN105087495A	构建靶向 ERBB2 的低亲和力 CAR 和靶向 EGFR 的高亲和力的 CAR	有权
	CN105153315A	采用免疫抑制因子受体和肿瘤 CAR 联合	未决
	CN105505869A	构建针对胰腺癌干细胞的三嵌合抗原受体和针对肝癌干细胞的双嵌合抗原受体	未决

下面对上述 37 件专利，分别从链的优化、靶位点、联合治疗、降低细胞毒性、载体的优化和多受体 6 个技术分支方面进行分析和介绍，如图 6 - 3 - 6 所示（见文前彩色插图第 5 页）。

在链的优化方面，2013 年，有 2 件专利申请，公开号分别为 CN104177499A 和 CN103589742A，其均是对 CAR 的胞内结构进行改进。公开号为 CN104177499A 的专利，CAR 中的 CD3zeta 胞内信号区通过采用 2A 短肽与 2 个共刺激分子配体连接，使其同时表达于免疫细胞的表面，而一旦与抗原特异性结合，这 2 个共刺激分子配体迅速迁移到细胞结合形成的突触部位，有效增强免疫细胞活性。公开号为 CN103589742A 的专利，对 CAR 的胞内结构进行改进，将传统的由 CD3 或 CD3 – CD28 构成的胞内结构改为由 CD3、CD28 和 CD137 构成的胞内结构，显著提高转染后 T 细胞分泌的细胞因子量，增强转染后 T 细胞的细胞毒性，极大地提高 T 细胞对癌细胞的杀伤能力。2014 年，有 1 件专利申请，公开号为 CN105418765A，是对信号传导结构域的改进，以 CD8 的铰链区和跨膜区及 CD137 和 CD3zeta 的胞内信号结构域串联而成的信号传导结构域。2015 年，有 1 件专利申请，公开号为 CN104829733A，是对抗原结合单元中重链和轻链的连接方式的改进，通过特定氨基酸序列的铰链连接抗原结合单元中的重链和轻链。

由此可见，国内申请人对于 CAR 链的优化研究并不是很多，其主要也是针对胞内信号结构域的改进。

在靶位点方面，2012 年，有 2 件专利申请，公开号分别为 CN103483453A 和 CN102775500A，靶位点所针对的抗原分别是 EGFR 家族蛋白、G250（肾癌特异性抗原）。公开号为 CN103483453A 的专利，CAR 中的抗原结合结构域中包含 HERIN，能够高效结合肿瘤细胞广泛表达的 EGFR 膜受体家族蛋白，提高 T 细胞的增殖能力与杀伤作用。公开号为 CN102775500A 的专利，采用人源化抗人肾癌抗原 G250scFv 可以有效降低异源抗体在人体内引起的免疫反应，延长 CAR 修饰 T 细胞在体内的存活时间，提升治疗效果。2013 年，有 3 件专利申请，公开号分别为 CN103145849A、CN103113470A 和 CN104087607A，靶位点所针对的抗原分别是 EB 病毒潜伏膜蛋白 1（LMP1）和 EGFR。公开号为 CN103145849A 的专利，CAR 的抗原结合结构域包括人抗 EB 病毒潜伏膜蛋白 1（LMP1）的单链抗体，该 CAR－T 细胞用于 EB 病毒相关的肿瘤的治疗。公开号为 CN104087607A 的专利，CAR 的胞外结合区包含特异性识别人表皮生长因子受体 EGFR 的第 287～302 位氨基酸表位的单链抗体 scFv。2014 年，有 8 件专利申请，公开号分别为 CN104877028A、CN105315375A、CN105367661A、CN105384820A、CN105384821A、CN105384822A、CN105384823A 和 CN105384824A，靶位点所针对的抗原分别是 DOTA、CLD18A2（胰腺癌、胃癌抗原）、HER1（肺癌抗原）、CD19、CD138（多发性骨髓瘤抗原）、CD138、CD33（急性髓系白血病抗原）和 HER2。公开号为 CN105384820A 的专利，CAR 中包括 CD19 的单链抗体 CD19scFv－2，该 CAR 修饰的 T 细胞对白血病细胞具有较高的特异杀伤活性。2015 年，有 9 件专利申请，公开号分别为 CN104788573A、CN104910279A、CN105177031A、CN104877032A、CN105131126A、CN105132445A、CN105384825A、CN105384826A 和 CN105368859A，靶位点所针对的抗原分别是 CD19、CEA、CD19、CD33（急性髓系白血病抗原）、NY－ESO－1、实体瘤抗原、CD19－CD20 双靶点抗原、EGFR Ⅷ（神经胶质瘤、乳腺癌、卵巢癌抗原）和 CD87。

由此可见，国内申请人对不同类型肿瘤的靶位点的研究力度很大，除了对急性 B 淋巴细胞白血病的特异性抗原 CD19 靶位点研究之外，对其他实体瘤（例如：肾癌、胰腺癌、胃癌、肺癌、多发性骨髓瘤、神经胶质瘤、乳腺癌、卵巢癌等）的靶位点也进行了很多研究。

在联合治疗方面，只有 1 件专利申请，2015 年，公开号为 CN105331585A，将表达

PD－L1 的可溶性受体与 M27－CAR 连接，通过慢病毒载体转染 T 细胞，使得该 CAR 修饰的 T 细胞携带有 PD－L1 阻断剂，提高嵌合抗原受体修饰的免疫反应细胞的抗肿瘤作用。

由此可见，在联合治疗方面，国内申请人所做的研究较少，其可以拓展并申请专利的空间还很大。

在降低细胞毒性方面，2014 年，有 1 件专利申请，公开号为 CN105194661A，将识别病理性靶细胞相关抗原的结合分子替换为识别多肽标签（无关抗原）的结合分子，同时将识别病理性靶细胞相关抗原的结合分子与无关抗原的结合分子分别经连接肽连接，进行重组蛋白的表达和制备，可以实现对该识别信号的选择性调控，为避免 CAR 免疫效应细胞在体内持续扩增和对自身正常组织的交叉反应产生毒性作用提供了解决方案。2015 年，有 1 件专利申请，公开号为 CN105330750A，将一个可被特定抗体识别的抗原表位多肽作为分子刹车插入 CAR 单链抗体铰链与轻链可变区或/和重链可变区之间，在加入相应的抗体后，能结合到 CAR 的分子刹车上，促使嵌合抗原受体的单链抗体区段发生构象改变，无法有效识别 CAR 所针对的靶标，导致 CAR－T 无法有效识别并杀伤特定靶细胞，从而快速中止 CAR－T 细胞对靶细胞的杀伤作用，提高安全性；同时，在体内环境下，静脉注射相应的抗体，能结合到相应 CAR－T 细胞表面，通过 ADCC 效应或 CDC 效应，将 CAR－T 细胞清除。通过以上两方面瞬时或长时效应的结合，能显著提高 CAR－T 细胞治疗的安全性。

由此可见，在降低细胞毒性方面，国内申请人所作的研究还不够。对于利用分子刹车调控 CAR－T 细胞的杀伤作用，公开号为 CN105330750A 的专利给出了很深入的技术方案，也给出了很好的技术启示，相信未来国内申请人在分子刹车技术方向上会有进一步的探索和尝试。

在载体的优化方面，2015 年，有 3 件专利申请，公开号分别为 CN104694575A、CN104894068A 和 CN104910278A，载体优化分别为启动子优化的慢病毒表达体系、CRISPR/Cas9 载体和慢病毒载体。公开号为 CN104694575A 的专利，构建了启动子优化的慢病毒表达体系，其采用 MSCV 启动子（鼠干细胞病毒启动子），利用该慢病毒表达体系使 CAR 高效表达在 T 细胞，并特异性识别表达相应靶点的肿瘤细胞。公开号为 CN104894068A 的专利，利用 CRISPR/Cas9 技术（CRISPR/Cas9 系统操作简单，对基因组的编辑效率高，可对任何物种的基因组进行高效率的定向编辑）将 CAR 分子精确地整合到人 T 细胞基因组特定的"安全港"位点，不影响任何人体正常基因的功能，避免了使用病毒载体存在的安全隐患。公开号为 CN104910278A 的专利，构建携带有 VSVG 基因的病毒包装辅助质粒 H2 的重组慢病毒载体，此慢病毒可以高效感染 T 淋巴细胞，并且在感染 T 淋巴细胞的同时起到了 T 淋巴细胞活化的功能。2016 年，有 1 件专利申请，公开号为 CN105524943A，利用双链微载体将 CAR 基因定点整合至 T 细胞 AAVS1 位点，所述的双链微载体 CELiD（即 AAV－ITR 微载体）是一种基于腺相关病毒基因组的线性闭环双链载体，其删除了质粒复制序列、抗性基因等绝大部分细菌 DNA，只保留基因表达所必需的顺式作用元件，其在真核细胞 Sf9 中生产，避免了内毒素污染的问题，具有低免疫源性、分子量小、易于转染、能够抵抗核酸外切酶的降解，基因表达持久稳定的优点。

由此可见，国内申请人在载体的优化方面研究较多，其中多集中于对于慢病毒载体的优化。当然，国内申请人对能够替代慢病毒载体、转染或定位效果更好的载体也进行了一定的探索，例如：采用 CRISPR/Cas9 载体（公开号为 CN104894068A 的专利）和双链微载体 CELiD（公开号为 CN105524943A 的专利）。

在多受体方面，2012 年，有 1 件专利申请，公开号为 CN103483452A，构建双信号独立的 CAR，两种 CAR 分别识别肿瘤细胞两个不同家族的抗原，分别传递 T 细胞活化相关的两种信号，其中一种 CAR 通过结合肿瘤特异性抗原或肿瘤相关抗原的单链抗体或肽段来传递 T 细胞活化相关的第一信号，决定 T 细胞杀伤特异性，另一种 CAR 通过结合肿瘤细胞广泛表达的膜受体的单链抗体或肽段来传递 T 细胞活化相关的第二信号，促进 T 细胞活化、增殖与存活。2015 年，有 3 件专利申请，公开号分别为 CN105087495A、CN105153315A 和 CN105505869A。公开号为 CN105087495A 的专利，构建靶向 ERBB2 的低亲和力 CAR 和靶向 EGFR 的高亲和力的 CAR，并且分别含有 CD3zeta 序列和共刺激分子信号序列，将它们同时转染至 T 细胞，修饰后的 T 淋巴细胞只有同时识别 2 种肿瘤相关抗原才能被有效激活，增强 CAR－T 细胞杀伤肿瘤的靶向性，降低对正常组织的损伤。公开号为 CN105153315A 的专利，采用免疫抑制因子受体和肿瘤 CAR 联合，其中免疫抑制因子受体由信号肽、至少 1 个结合肿瘤免疫抑制因子受体、跨膜区和胞内共刺激信号分子胞内结构域组成，肿瘤抗原受体决定 T 细胞杀伤特异性，免疫抑制因子受体通过与免疫抑制因子结合，避免抑制因子诱导免疫细胞的失活或凋亡使肿瘤细胞产生免疫逃逸，从而提升 CAR 修饰的 T 细胞的肿瘤杀伤作用。公开号为 CN105505869A 的专利，公开了嵌合了独立的 2~3 个 CAR 的 T 细胞的技术方案，实施例中仅公开了针对胰腺癌干细胞的三嵌合抗原受体的构建，和针对肝癌干细胞的双嵌合抗原受体，未公开嵌合了上述 3 个 CAR 的 T 细胞对肿瘤细胞的杀伤特异性的实验数据。

由此可见，为了改善 CAR－T 细胞的特异性低、存在误杀的情况，国内申请人进行了大量关于多受体的研究，其中，大多构建的是双受体，即 2 个嵌合抗原受体，其中一个嵌合抗原受体结合肿瘤特异性抗原，决定 T 细胞杀伤特异性，另一个嵌合抗原受体或者结合肿瘤细胞广泛表达的抗原或者结合肿瘤免疫抑制因子有关的抗原，提升 T 细胞活化、增殖和存活，只有当 T 细胞同时识别两种抗原时，才能被激活，因此，对于提高 CAR－T 细胞的肿瘤杀伤特异性具有很好的技术启示和效果。近期，也有国内申请人尝试 3 个 CAR（例如：公开号为 CN105505869A 的专利），这表明，为了提高肿瘤杀伤特异性与安全性，多嵌合抗原受体是未来发展的一个方向。

通过以上 6 个方面的分析可以得出国内申请人的技术发展方向，如图 6－3－7 所示。

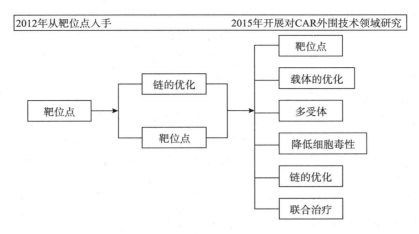

图 6 – 3 – 7　国内申请人技术发展方向

图 6 – 3 – 7 显示国内申请人技术发展方向。国内申请人是以针对肿瘤细胞的靶位点的筛选入手开始研究 CAR – T 细胞免疫疗法，到目前为止，国内申请人的研究重点依旧是靶位点的筛选，除了对血液瘤的特异性抗原 CD19 靶位点研究之外，逐步扩展对其他实体瘤（例如：肾癌、胰腺癌、胃癌、肺癌、多发性骨髓瘤、神经胶质瘤、乳腺癌、卵巢癌等）的靶位点的筛选和研究。而对于 CAR 本身链的优化方面的研究力度不大，并且其主要集中在胞内信号结构域的改进。2015 年开始，国内申请人逐步展开了CAR 外围技术领域的研究，其中对载体的优化和多受体两方面关注较多。其中，载体的优化方面，为了更高效地转染或更精确地定位 T 细胞，开发了以 CRISPR/Cas9 载体或双链微载体 CELiD 替代传统的慢病毒载体；多受体方面，为了提高肿瘤杀伤特异性与安全性，也发展了嵌合 3 个独立的嵌合抗原受体的 T 细胞。

6.3.1.4　CAR – T 细胞免疫疗法全球技术路线与中国专利申请国内申请人技术路线对比

经过上述 CAR – T 细胞免疫疗法全球专利申请技术路线和中国专利申请国内申请人技术路线的分析，将两者对比可以发现：

（1）全球专利申请技术路线和中国专利申请国内申请人技术路线在 CAR – T 细胞免疫疗法领域技术发展方向基本一致。

（2）全球专利申请技术路线和中国专利申请国内申请人技术路线在 CAR – T 细胞免疫疗法领域的专利申请的热点和重点技术分支也一致，都是靶位点。

（3）全球专利申请技术路线和中国专利申请国内申请人技术路线在 CAR – T 细胞免疫疗法领域的入手点不同。全球的入手点是链的优化和靶位点，而国内申请人的入手点是靶位点。这说明由于全球对于 CAR 的结构研究较为成熟，国内 CAR – T 细胞免疫疗法起步较晚，国内申请人在国外对 CAR 结构研究较为透彻的基础上借鉴经验，从靶位点的筛选入手，并重点集中于对靶位点的筛选。

（4）全球专利申请技术路线和中国专利申请国内申请人技术路线在 CAR – T 细胞免疫疗法领域的外围技术领域的侧重不同。全球侧重于联合治疗和降低细胞毒性，而国内申请人侧重于载体的优化和多受体。

由上述对比所得出的异同点可以分析得出，国内申请人应着重加强研究的方面：

由于 CAR – T 细胞在体内活化、增殖并杀伤肿瘤细胞时，其大量分泌相关细胞因子，如果细胞因子过量，其会导致病人出现高烧、严重低血压、呼吸衰竭等一系列不良反应，甚至危及生命，这就产生了所谓的"细胞因子风暴"。影响细胞因子风暴严重程度的因素有 CAR 所修饰 T 细胞的结构、所攻击的靶点、修饰后的 T 细胞的状态、肿瘤的类型、肿瘤的体积和病人的身体状态等。如何降低由于上述原因所造成的细胞毒性成为一个急需解决的问题。在降低细胞毒性方面，国内申请人研究较少，主要是利用分子刹车调控 CAR – T 细胞的杀伤作用。而在联合治疗方面的研究更少，仅结合了 PD – L1 进行研究。

同时，由于所攻击的肿瘤抗原为细胞表面的肿瘤相关抗原，虽然在肿瘤中有高表达，然而在正常组织中也有分布，CAR 修饰的 T 细胞在攻击肿瘤细胞的同时，由于它的高效，对表达抗原靶位点的正常组织也造成了损伤，也就是所谓的"靶向 – 脱靶"效应。

针对以上的问题，在特异性靶位点筛选的基础上，是否能够结合分子刹车、联合治疗、多受体等手段，降低细胞因子风暴的产生、提高 CAR 修饰 T 细胞的特异性和安全性，是国内申请人应该重点关注的研究方向。

6.3.2 CAR – T 细胞免疫疗法全球专利申请重点申请人分析和中国专利申请国内申请人类型的分析

图 6 – 3 – 8 显示了 CAR – T 细胞免疫疗法领域全球排名前 10 位的申请人的专利申请量，其中宾夕法尼亚大学以 38 项专利申请位居第一，而诺华也以 17 项专利申请位居第三。2011 年，宾夕法尼亚大学的研究人员首次成功利用 CAR – T 细胞免疫疗法治愈 2 名晚期淋巴细胞白血病患者。诺华在 2015 年底表示有一种试验性 CAR 的 T 细胞免疫疗

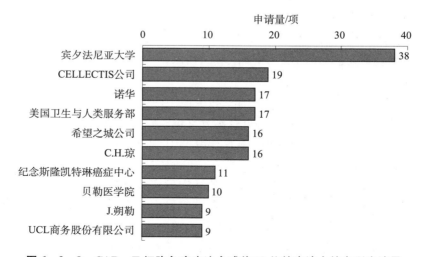

图 6 – 3 – 8　CAR – T 细胞免疫疗法全球前 10 位的申请人的专利申请量

法药物，正在进行第二段临床研究。拟于2017年提交美国食品和药物管理局评审。因此，我们以宾夕法尼亚大学和诺华作为CAR-T细胞免疫疗法领域的全球重点申请人进行分析。

6.3.2.1　宾夕法尼亚大学和诺华集中于对靶位点和联合治疗的研究，两者合作较多

我们对全球CAR-T细胞免疫治疗，以宾夕法尼亚大学和诺华为重点国外申请人进行分析。截止到2016年4月30日，宾夕法尼亚大学共有38项专利申请公开，诺华共有17项专利申请公开，并且这17项专利均是与宾夕法尼亚大学共同申请的。

以下将对宾夕法尼亚大学和诺华的上述专利申请，分别从链的优化、靶位点、联合治疗、降低细胞毒性、载体的优化和多受体6个技术分支方面进行分析和介绍。

图6-3-9（见文前彩色插图第6页）显示宾夕法尼亚大学和诺华在CAR-T细胞免疫疗法领域的技术发展路线。

在链的优化方面，2011年，有1项专利申请，其公开号为WO2012079000A1，该专利中是对CD3zeta信号传导结构域进行序列改进，改进后的CART19细胞在血液中，6个月后仍然保持效应子功能。2012年，有3项专利申请，其公开号分别为WO2013126712A1、WO2013126729A1和WO2013126733A1，所述链的优化分别是针对CD28和CD3zeta内结构域、CD2信号传导结构域和ICOS细胞内信号传导结构域。其中，公开号为WO2013126712A1的专利中对CAR中所包含的CD28和CD3zeta内结构域的优化，使得该CAR转染的T细胞能够经历长期（3个月）的自主增殖能力，其不依赖抗原刺激，也不依赖添加外源细胞因子或饲养细胞；公开号为WO2013126729A1的专利中将CD2信号传导结构域作为CAR中的共刺激信号传导区，可以负和正调节T细胞细胞因子的产生，进而可以改变CAR-T细胞存活和活化诱导的细胞死亡的阈值。2014年，有1项专利申请，其公开号为WO2016014553A1（与诺华共同申请），所述链的优化是CAR中包含分选酶转移信号。

由此可见，宾夕法尼亚大学对于CAR的链的优化的研究集中在2012年，其中主要是针对CAR的信号传导结构域和共刺激信号传导区进行改进。2013年和2014年对CAR链的优化研究较少。

在靶位点方面，2011年，有4项专利申请，其公开号分别为WO2012099973A2、WO2013063419A2、WO2013067492A1和WO2013070468A1，靶位点所针对的抗原分别为α-叶酸受体（FRα）、间皮素抗原、B7-H4抗原和GPC3抗原。其中，公开号为WO2012099973A2的专利中CAR包括FRα结合结构域和4-1BB（CD137）共刺激结构域，该CAR-T细胞能够用于治疗卵巢癌，其中CD137信号传导改善CAR体内抗肿瘤活性，表明共刺激结构域的并入增强CAR工程化的T细胞的体内持久性、肿瘤定位和抗肿瘤活性。2012年，有2项专利申请，其公开号分别为WO2014011988A2和WO2014055771A1，靶位点所针对的抗原分别为CD19和CD3双特异性抗体的抗原、FRα。其中，公开号为WO2014055771A1的专利，CAR中的抗原结合结构域为FRα抗原结合结构域，该CAR-T细胞用于治疗卵巢癌。2013年，有3项专利申请，其公开号分别为WO2014130635A1（与诺华共同申请）、US2014099340A1和WO2014130657A1

（与诺华共同申请），靶位点所针对的抗原分别为 CD123、基质细胞抗原（即成纤维细胞活化蛋白）和表皮生长因子 EGFRⅧ。其中，公开号为 WO2014130657A1 的专利，CAR 中的抗体 scFv 是结合表皮生长因子 EGFRⅧ的抗体，该 CAR－T 细胞适用于治疗胶质瘤。2014 年，有 8 项专利申请，其公开号分别为 US2014286973A1、US2014271635A1（与诺华共同申请）、WO2015090230A1（与诺华共同申请）、WO2016014576A1（与诺华共同申请）、WO2016014565A2（与诺华共同申请）、WO2016014535A1（与诺华共同申请）、WO2016025880A1（与诺华共同申请）和 WO2016028896A1（与诺华共同申请），靶位点所针对的抗原分别为叶酸受体 β（FRβ）、CD19、间皮素抗原、CD33、B 细胞成熟抗原、CLL－1、GFRα4 细胞表面受体和 CD123。其中，公开号为 US2014286973A1 的专利，CAR 中包括特异性靶向 FRβ 的结合结构域，并且该 CAR 工程化的 T 细胞与例如反式视黄酸等 RXR 诱导剂联合使用，治疗肿瘤。

由此可见，宾夕法尼亚大学从 2011～2014 年一直对不同的靶位点进行研究，寻求在 CD19 以外更好的抗原结合部位，进而扩展对血液肿瘤之外其他种类实体瘤的抗原结合靶位点的选择。在 2014 年申请的专利最多，且其中大多数是与诺华共同申请，这也进一步说明诺华对于 CAR 中寻求突破传统抗原结合靶位点的研究兴趣和方向。

在联合治疗方面，2011 年，有一项专利申请，公开号为 WO2013019615A2，是将信号转换受体与 CAR 在相同的 T 细胞中表达，其中 CTLA－4、BTLA 或 PD－1 信号转换受体是将 CTLA－4、BTLA 或 PD－1 与 CD28 或 ICOS 序列遗传嵌合和重组表达产生信号转换受体，该信号转换受体可以将 CTLA－4、BTLA 或 PD－1 转变成 CD28 或 ICOS 信号，表达 CAR 和具有 CD28 或 ICOS 信号传导结构域的信号转换受体的 T 细胞分泌大量细胞因子，并且不高于 CD19CAR－T 细胞本身增加的细胞毒性，该信号转换受体联合 CAR 会增加 T 细胞数目，以增加 T 细胞功效。2012 年，有 2 项专利申请，公开号为 WO2013126726A1 和 WO2014011993A2。公开号为 WO2013126726A1 的专利是 CAR 联合 TCR 在同一 T 细胞中表达；公开号为 WO2014011993A2 的专利是联合两个抗原决定表位特异免疫反应，其中第一抗原决定表位特异免疫反应抗间皮素，第二抗原决定表位特异免疫反应对 CAR 识别的靶表位并不特异。2013 年，有 2 项专利申请，公开号为 WO2014138348A1 和 WO2014011984A1。公开号为 WO2014138348A1 的专利是联合 lkaros 的抑制剂或者 lkaros 下游效应蛋白的抑制剂，以降低 lkaros 转录因子水平或降低其他抑制因子水平的表达，从而增强 IFN－γ、TNF－α 等细胞溶解酶因子的活性。公开号为 WO2014011984A1 的专利是联合细胞因子抑制剂（IL－6 抑制剂塔西单抗 toc、IL－1 拮抗剂阿那白滞素），以减轻细胞因子风暴并且保持 CAR－T 细胞抗肿瘤作用。2014 年，有 4 项专利申请，公开号为 US2014286973A1、WO2015142675A2（与诺华共同申请）、WO2015157252A1（与诺华共同申请）和 WO2016014530A1（与诺华共同申请）。其中，公开号为 US2014286973A1 的专利，CAR 工程化的 T 细胞与例如反式视黄酸等 RXR 诱导剂联合使用治疗肿瘤。公开号为 WO2015142675A2 的专利，CAR－T 细胞联合细胞因子、抑制 TREG 细胞活性的试剂治疗肿瘤。公开号为 WO2015157252A1 的专利，CAR－T 细胞联合激酶抑制剂治疗肿瘤。公开号为 WO2016014530A1 的专利，

CAR－T 细胞联合 mTOR 抑制剂治疗肿瘤。

由此可见，宾夕法尼亚大学自 2011～2014 年一直在研究 CAR－T 细胞治疗肿瘤的联合治疗的手段或制剂。在 2014 年研究的最多，且其中大部分是与诺华共同申请。除了 CAR 结合信号转换受体或 T 细胞受体共同转染 T 细胞外，大多数 CAR－T 细胞联合细胞因子抑制剂或者细胞生长、分化、凋亡的信号通路中的重要靶点（如某些激酶）的抑制剂，共同治疗肿瘤，其中，细胞因子抑制剂是为了减低 CAR－T 细胞引起的细胞因子风暴，信号通路中的某些靶点抑制剂是为了进一步阻遏肿瘤细胞的信号传导，以抑制其生长、促进其凋亡。

在降低细胞毒性方面，2012 年，有 1 项专利申请，公开号为 WO2014011987A1，提供结合在细胞表面表达的 CAR 的药物－分子结合物，导致该结合物内化进细胞，以及导致药物介导的细胞死亡，以有效控制和调节 CAR－T 细胞活性，从而阻止 CAR－T 细胞的活化和减少正常的、健康的非癌细胞的消耗。2014 年，有 2 项专利申请，公开号分别为 WO2015142661A1（与诺华共同申请）和 WO2015090229A1（与诺华共同申请），这 2 项专利中均采用分子刹车的原理，在 CAR 中设计两个分子开关，以调控 CAR－T 细胞的活性。例如，公开号为 WO2015142661A1 的专利，CAR 的抗原结合结构域和胞内信号域中各有一个开关（即分子刹车），形成可调控的自然杀伤受体－嵌合抗原受体（RNKR－CAR）。

由此可见，为了防止 CAR－T 细胞不可控地消耗正常的非癌细胞，目前宾夕法尼亚大学和诺华共同研究利用分子刹车来调控 CAR－T 细胞的活性。

在载体的优化方面，2011 年，有 1 项专利申请，公开号为 WO2013040557A2，以 RNA 取代逆转录病毒载体或慢病毒载体，通过电穿孔将 CAR 转移进入 T 细胞，其中所述 RNA 是体外转录或合成的 RNA，其包括编码 CD3zeta 的胞外结构域、跨膜结构域、共刺激信号传导区域和信号传导结构域的核酸序列。

由此可见，在载体的优化方面，宾夕法尼亚大学在 2011 年提出了新的思路，以体外转录或合成的 RNA 取代病毒载体，将 CAR 转移进入 T 细胞。目前，从其专利申请反映的情况来看，其专利申请的重点不在载体的优化方面。

在多受体方面，2013 年，有 1 项专利申请，公开号为 US2014099309A1，涉及双受体，第一个 CAR 包括第一个信号模块（CD3zeta 模块），第二个 CAR 包括第二个信号模块（CD28 模块），将这 2 个 CAR 转染同一 T 细胞，能够提高信号传导，利于 T 细胞活化，转染后的 CAR－T 细胞显示出提高的肿瘤特异性。2014 年，有 1 项专利申请，公开号为 WO2016019300A1（与诺华共同申请），将抗原结合结构域和胞内信号域均不同的 CAR 分别转染 CD4＋和 CD8＋T 细胞中，以用于治疗肿瘤，能够提高 CAR－T 细胞的效应持久性和抗肿瘤的活性。

由此可见，宾夕法尼亚大学在 2013 年和 2014 年开始针对多个（含两个）嵌合抗原受体转染 T 细胞进行研究，以提高 T 细胞的活性及肿瘤特异性。

通过以上 6 个方面的分析可以得出如下几点结论：

（1）宾夕法尼亚大学从 CAR 分子结构入手，重点研究靶位点和联合治疗，后期拓展降低细胞毒性和多受体的外围技术领域。

图 6 – 3 – 10 显示了宾夕法尼亚大学 CAR – T 细胞免疫疗法技术发展方向。宾夕法尼亚大学自 2011 年起先从 CAR 的结构入手进行链的优化研究，并且不停摸索新的更好的抗原结合靶位点，2013 年后研究重点转移为靶位点和联合治疗，并且开辟了降低细胞毒性和多受体引入 T 细胞等外围技术领域的研究方向。其中，2011 年和 2012 年发现治疗卵巢癌的靶位点 FRα。

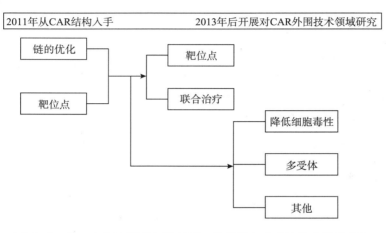

图 6 – 3 – 10　宾夕法尼亚大学 CAR – T 细胞免疫疗法技术发展方向

（2）诺华从靶位点入手，重点研究靶位点和联合治疗，后期拓展降低细胞毒性和多受体的外围技术领域。

图 6 – 3 – 11 显示了诺华 CAR – T 细胞免疫疗法技术发展方向。诺华从 2013 年起，先研究靶位点，2014 点重点研究靶位点和联合治疗，并展开降低细胞毒性和多受体外围领域的研究方向。诺华的专利基本都是与宾夕法尼亚大学合作共同申请，其研发的力量更为强大、扎实。

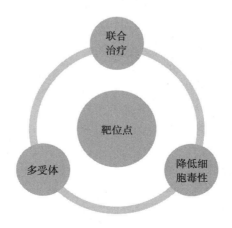

图 6 – 3 – 11　诺华 CAR – T 细胞免疫疗法技术发展方向

（3）诺华与宾夕法尼亚大学合作较多，共同申请的领域集中于靶位点。

诺华与宾夕法尼亚大学共同申请了 17 项专利申请，其具体信息如表 6 − 3 − 2 所示。

表 6 − 3 − 2　诺华与宾夕法尼亚大学共同申请的 17 项专利申请

技术主题	公开号	内容概述
链的优化	WO2016014553A1	CAR 中包含分选酶转移信号
靶位点	WO2014130635A1	靶位点所针对的抗原为 CD123
	WO2014130657A1	靶位点所针对的抗原为表皮生长因子 EGFRⅧ
	US2014271635A1	靶位点所针对的抗原为 CD19
	WO2015090230A1	靶位点所针对的抗原为间皮素抗原
	WO2016014576A1	靶位点所针对的抗原为 CD33
	WO2016014565A2	靶位点所针对的抗原为 B 细胞成熟抗原
	WO2016014535A1	靶位点所针对的抗原为 CLL − 1
	WO2016025880A1	靶位点所针对的抗原为 GFRα4 细胞表面受体
	WO2016028896A1	靶位点所针对的抗原为 CD123
联合治疗	WO2015142675A2	CAR − T 细胞联合细胞因子、抑制 TREG 细胞活性的试剂治疗肿瘤
	WO2015157252A1	CAR − T 细胞联合激酶抑制剂治疗肿瘤
	WO2016014530A1	CAR − T 细胞联合 mTOR 抑制剂治疗肿瘤
降低细胞毒性	WO2015142661A1	采用分子刹车的原理，在 CAR 中设计 2 个分子开关，以调控 CAR − T 细胞的活性
	WO2015090229A1	采用分子刹车的原理，在 CAR 中设计 2 个分子开关，以调控 CAR − T 细胞的活性
多受体	WO2016019300A1	将抗原结合结构域和胞内信号域均不同的 CAR 分别转染 CD4 + 和 CD8 + T 细胞中，能够提高 CAR − T 细胞的效应持久性和抗肿瘤的活性
其他	WO2016057705A1	评价或监测癌症患者嵌合抗原受体表达细胞治疗的效率的方法

对上述宾夕法尼亚大学与诺华共同合作申请的专利信息可以看出，两者主要集中于 4 个技术分支领域——靶位点、联合治疗、降低细胞毒性和多受体的研究。

图 6 − 3 − 12 显示在 CAR − T 细胞免疫疗法领域，宾夕法尼亚大学与诺华共同合作申请的各技术分支专利申请量。两者合作的 4 个技术分支领域是我们应重点关注的研究方向。其中，靶位点方面，研究了多个不同的靶位点，其中对 CD123 靶位点涉及 2 项专利，表皮生长因子 EGFRⅧ是治疗胶质瘤的靶位点；联合治疗方面，主要是 CAR −

T 细胞联合细胞因子抑制剂（为了降低 CAR－T 细胞引起的细胞因子风暴）和细胞生长、分行、凋亡的信号通路中的重要靶点（例如某些激酶）的抑制剂（为了进一步阻遏肿瘤细胞的信号传导，以抑制其生长、促进其凋亡），共同治疗肿瘤；降低细胞毒性方面，研发了在 CAR－T 细胞的抗原结合结构域和胞内信号域中各有一个开关（即分子刹车），从而调控 CAR－T 细胞的活性；多受体方面，采用两个在抗原结合结构域和胞内信号域均不同的 CAR 分别转染 CD4＋和 CD8＋T 细胞，提高 CAR－T 细胞的效应持久性和抗肿瘤的活性。

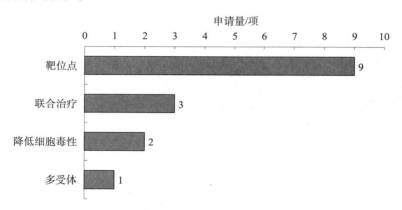

图 6－3－12　CAR－T 细胞免疫疗法领域宾夕法尼亚大学与诺华共同申请各技术分支申请量

由上述 3 个方面的结论可以看出，诺华寻求与 CAR－T 细胞免疫疗法领域申请量最高、研发实力较强的宾夕法尼亚大学进行合作，增强自己的研发实力，并加强了宾夕法尼亚大学基础研究的应用。

6.3.2.2　国内申请人以单独申请居多，企业与大学和/或研究机构联合申请较少

图 6－3－13 显示了 CAR－T 细胞免疫疗法中国专利申请不同类型国内申请人的申请量。其中，不同类型的申请人单独申请相对于联合申请较多，单独申请人中，企业单独申请较多，国内大学和研究机构单独申请不多，这也提醒国内大学和研究机构应加强 CAR－T 细胞免疫疗法领域专利申请的力度。联合申请中，企业与大学和/或研究

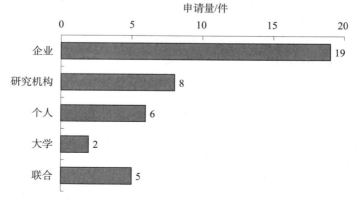

图 6－3－13　CAR－T 细胞免疫疗法中国专利申请不同类型国内申请人的申请量

机构联合申请有 3 件，企业和其他联合申请有 2 件，从中可以看出，企业与大学和/或研究机构联合申请占比优势不明显。

6.3.2.3　CAR－T 细胞免疫疗法全球专利申请重点申请人与中国专利申请国内申请人类型的对比

经过上述 CAR－T 细胞免疫疗法全球专利申请重点申请人和中国专利申请国内申请人类型的分析，将两者对比可以发现：

（1）国内大学和研究机构应加大对 CAR－T 细胞免疫疗法的专利申请力度。

（2）国内企业应积极寻求该技术领域较强的大学和/或研究机构共同合作，以增强研发实力。

6.3.3　中国专利申请的靶位点空白点比较分散

在 6.3.2 节中，我们发现在全球专利申请和中国专利申请中，CAR－T 技术的核心都是靶位点，我们还分析了 CAR－T 细胞免疫疗法在全球专利申请数量为 251 项，其中涉及靶位点技术的有 121 项，在这 121 项专利中，除了涉及针对血液肿瘤的靶位点外，还有相当多的靶位点是针对实体瘤。本节继续研究 CAR－T 细胞免疫疗法中国专利申请中各技术分支的申请量，以及所涉及的具体靶位点，通过对比全球专利申请与中国专利申请具体涉及的靶位点，找出中国专利申请的靶位点空白点，以期对国内企业在研究实体瘤靶点的技术上有所帮助。

6.3.3.1　CAR－T 细胞免疫疗法各技术分支情况

CAR－T 细胞是特异于特定肿瘤表面抗原的，而多种血液肿瘤细胞表面表达特异性抗原，这也就为 CAR－T 细胞技术提供了良好的免疫治疗靶点。CD19 和 CD20 可以作为 B 淋巴细胞白血病的治疗靶点，CD33 可以作为髓细胞白血病的治疗靶点，CD30 和 CD22 可以作为淋巴瘤的治疗靶点。目前正在开展的应用抗 CD19、CD20、CD22、CD30 或 CD33 单克隆抗体构建 CAR－T 细胞治疗血液系统肿瘤的临床试验有多项，并且取得了很好的效果。

除了血液系统肿瘤外，实体瘤的治疗更是人们希望 CAR－T 技术能够解决的方面，是 CAR－T 技术能否有所突破的关键，而由于实体瘤相对于血液系统肿瘤更为复杂的环境，到目前为止还没有找到像 CD19 一样的靶点。因此实体瘤靶点的筛选是 CAR－T 技术能否广泛应用于肿瘤治疗的关键。

由图 6－3－14 可以看出，CAR－T 细胞免疫疗法中国专利申请各技术分支中靶位点的申请量有 34 件，与 CAR－T 细胞免疫疗法全球专利申请中的情况相同，是申请最多的技术分支。这也说明了，寻求合适的靶位点是目前 CAR－T 细胞最关注的问题，并且是 CAR－T 细胞技术未来能有所突破的关键技术。

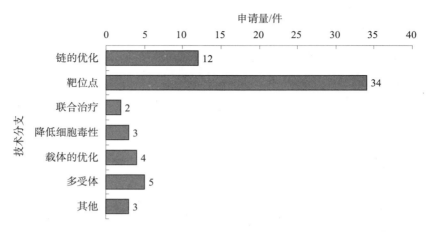

图 6 - 3 - 14　CAR - T 细胞免疫疗法中国专利申请各技术分支申请量

6.3.3.2　中国专利靶位点分布

我们研究了上述涉及靶位点的 34 件专利申请中，涉及除 CD19、CD20 等传统针对血液肿瘤靶位点外的，其他靶位点的分布情况，具体结果如表 6 - 3 - 3 所示。

表 6 - 3 - 3　CAR - T 细胞中国专利申请靶位点

靶位点	申请量/件
HER 家族	8
CD138	2
FRalpha，Alpha v beta 3 integrin，CCR7，CD123，CD139，CEA，GLDN18.2，CS1，G250，GPC3，间皮素，B7 - H4，NY - BR - 1，GD2	1

由表 6 - 3 - 3 可知，中国专利申请涉及的靶位点一共有 16 种。其中涉及最多的靶位点是 HER 家族，共有 8 件，其次是 CD138，2 件，其余靶位点都是 1 件。说明中国专利申请所涉及的靶位点除 HER 家族外，其余都很分散。

HER 家族是表皮因子受体家族，该家族包括 HER1（原癌基因 erbB1 的表达产物）、HER2（原癌基因 erbB2 的表达产物）、HER3（原癌基因 erbB3 的表达产物）和 HER4（原癌基因 erbB4 的表达产物），一旦与表皮生长因子组合可启动细胞核内的有关基因，从而促进细胞分裂增殖，HER 家族在多种恶性肿瘤中高表达。涉及 HER1 靶位点的专利申请有 201310061761.3、201310108532.2 和 201410426060.X，其中 201310061761.3 与 201410426060.X 涉及的 CAR - T 均对肺癌有一定的杀伤活性；201310108532.2 涉及的 CAR - T 对胰腺癌有一定的杀伤活性。涉及 HER2 靶位点的专利申请有：201210191472.0 专利申请记载了涉及 CAR - T 在体外对肿瘤细胞有杀伤活性；200610024703.3 专利申请是中国专利中第一件涉及 CAR - T 的申请，申请人为上海中信国健药业股份有限公司，该专利显示涉及的 CAR - T 对小鼠的乳腺癌有一定的杀伤活性，但该申请人没有对上述 CAR－T 进行后续的专利申请。

6.3.3.3　CAR－T 细胞免疫疗法全球专利申请技术情况与中国专利申请技术情况对比

在 121 项涉及靶位点技术的全球专利申请中，共涉及靶位点 54 种，其中中国专利申请中所涉及的 16 种靶位点全部包含在全球专利申请中，而全球专利申请中，有很多是在中国专利申请中没有的，具体情况如表 6－3－4 所示。

表 6－3－4　CAR－T 全球专利申请靶位点

靶位点	申请量/项
HER 家族，CEA，GD2，CD123，CE7，B7	3 及以上
间皮素，VEGFR，Fralpha，GPC3，BCMA	2
ALK48，CD269，LINGO－1，CCR9，CD276，LMP1，Alpha v beta 6 integrin，CD28，MUC1，GD3，NDV，CCR7，GSPG4，NKG2D，CD37，NKP30，CD40，NME，CD4，CD16，CD70，PSMA，HN1，ROR1，IRGD，WT1，FCGR3A，CSF－1R，TEM1，ESM8，DUPA/CCK2R，TSLPR，FCGAMMA，hFVIIL，Alpha v beta 3 integrin，CD138，G250，CD139，NY－BR－1，CLDN18.2，CS1	1

表 6－3－4 列出的 CAR－T 全球专利申请靶位点中，中国专利申请的空白点多集中在全球专利申请仅有 1 件的靶位点中，即 ALK48，CD269，LINGO－1，CCR9，CD276，LMP1，Alpha v beta 6 integrin，CD28，MUC1，GD3，NDV，CCR7，GSPG4，NKG2D，CD37，NKP30，CD40，NME，CD4，CD16，CD70，PSMA，HN1，ROR1，IRGD，WT1，FCGR3A，CSF－1R，TEM1，ESM8，DUPA/CCK2R，TSLPR，FCGAMMA，hF-VIIL。而在全球专利申请中有 2 件、3 件及以上的靶位点中，中国专利申请涵盖了其大多数，说明这些靶位点是研究相对成熟的靶位点，包括 CEA、B7、GD2、CD123、HER 家族、间皮素、VEGFR、Frα、GPC3。而在全球专利申请中有 2 件、3 件及以上的靶位点中，仅有一个靶位点是中国专利申请的空白点，这个靶位点是 CE7。

CE7 靶位点相关的 3 项专利的申请人均为美国的希望之城国家医疗中心（CITY OF HOPE），3 项专利的公开号分别为 US2003215427A1、US2006246548A1、US2008160607A1，最早的专利 US2003215427A1 最早优先权日为 2001 年 4 月 11 日，可以看出是属于 CAR－T 较早期的申请，构建了其 CAR－T 的基本框架、慢病毒表达载体及 T 细胞培养扩增方法，用于治疗成神经细胞瘤；相隔几年后，在 US2006246548A1 和 US2008160607A1 中，申请人进一步优化了 CE7 单链抗体，或同 CD20 CAR 一同在 T 细胞中表达，使之特异性和杀伤力进一步优化。然而在 2010 年以后，CAR－T 技术更成熟进入爆发期后，该申请人没有对涉及 CE7 的 CAR－T 进行后续的专利保护。这可能与其整体的专利布局有关，也可能与其技术发展遇到瓶颈有关，不过该系列的专利申请记载的 CAR－T 技术各环节都比较完善，给了国内申请人继续研究的完整的技术路线。

除 CE7 外，其他空白点在全球专利申请中均只有 1 项，但对国内申请人还是有一定参考意义的。

6.4 小　　结

　　细胞免疫疗法在肿瘤生物治疗模式中的地位已经确定。由于特异性细胞疗法技术的改进，细胞免疫疗法 2010 年左右进入了快速增长期，并且与其他技术领域相类似，美国依然是最大的技术输出国，但与其他技术领域也有很多不同点。如：①细胞免疫疗法由于前述的技术方案、疗效评价体系不成熟和政策不明确等原因，虽然全球主要申请人依然有很多来自美国，但并未与其他医药领域一样，由一些传统跨国大型药企垄断，而是形成大学、研究机构、大型药企和新兴生物医药企业并驾齐驱的形势，对于国内申请人来讲，在该领域研发存在很大的机遇，因此在中国专利申请中，国内申请人占据了主动地位，申请量远大于国外来华申请的数量。②虽然非特异性细胞免疫治疗在起步上比较早，但从全球专利申请量上来看，特异性免疫治疗的申请量已经超过了非特异性细胞免疫治疗，尤其是 CAR－T 技术，从 2010 年进入爆发式增长，而非特异性免疫治疗，由于其技术特点的限制，已经进入了平稳发展期，增长十分缓慢。可喜的是，中国专利申请在这一重点技术上的申请量并没有落后于其他发达国家，国内申请人的专利申请数量远超国外来华的专利申请数量。③全球专利申请技术路线和中国专利申请国内申请人技术路线在 CAR－T 细胞免疫疗法领域技术发展方向、专利申请的热点和重点技术分支基本一致，入手点和外围技术领域的侧重不同，由上述不同点的比较可得出，在特异性靶位点筛选的基础上，是否能够结合分子刹车、联合治疗、多受体等手段，降低细胞因子风暴的产生、提高 CAR－T 的特异性和安全性，是国内申请人应该重点关注的研究方向。④诺华寻求与 CAR－T 细胞免疫疗法领域申请量最高、研发实力较强的宾夕法尼亚大学进行合作，两者在靶位点、联合治疗、降低细胞毒性和多受体 4 个技术分支领域合作共同申请专利，国内企业单独申请较多，其与大学和/或研究机构联合申请占比优势不明显，国内企业应积极寻求 CAR－T 细胞免疫疗法技术领域科研能力较强的大学和/或研究机构共同合作，以增强研发实力，并提高大学和/或研究机构的产学研一体化进程。⑤在 CAR－T 领域全球专利申请和中国专利申请的重点技术都是靶位点的筛选，并且中国专利申请中基本涵盖了在全球专利申请的重点靶位点中，仅有 CE7 是在 3 项以上全球专利申请靶位点中中国专利申请的空白点，本章分析了涉及 CE7 靶位点的 3 项专利申请，上述 3 项申请基本涵盖了该靶位点用于治疗成神经细胞瘤的各个技术环节的技术方案，为继续研发 CE7 靶位点用于治疗成神经细胞瘤奠定了一定的基础。本章对全球专利申请中均只有 1 项的中国专利申请靶位点空白点的研究，对申请人在相应靶位点上的研究也有一定的参考意义。

第7章　结论和建议

随着肿瘤发病形势的日益严峻，手术、放疗和化疗等传统治疗手段已无法满足治疗需求，近年来进入公众视野的肿瘤免疫疗法对人类健康和生物产业而言都是一场革命。根据 Global Data 发布的最新数据，预计 2019 年肿瘤免疫疗法的市场将达到 140 亿美元，并有望于 2024 年冲破 340 亿美元大关。目前，肿瘤免疫疗法市场异常火热，吸引了众多投资者的目光，罗氏、百时美施贵宝、默克、诺华和默沙东等全球医药巨头都有在售和在研的重磅产品。特别是免疫检查点抑制剂抗体和 CAR - T 技术等新兴热点领跑肿瘤免疫疗法领域，展示出巨大潜力和无限希望。中国在上述热点技术领域的起步较晚，基础研究薄弱，尚无任何一款肿瘤免疫治疗药物获批上市，迎头赶上需要各方合力，否则未来肿瘤免疫治疗的重要药物可能面临全部进口的困境。

本报告通过对肿瘤免疫疗法全球和中国的专利分析，特别聚焦肿瘤免疫调节剂、肿瘤疫苗、抗肿瘤抗体和免疫细胞治疗 4 个重要技术分支，力求梳理肿瘤免疫疗法的技术发展脉络、预测其技术发展趋势和方向，分析其专利布局和专利风险，借鉴成功的专利保护策略，并从政府、企业和研究角度给出参考建议。

7.1　肿瘤免疫疗法全景扫描

7.1.1　结　　论

（1）繁花盛长：抗肿瘤免疫治疗领域蓬勃发展

近 20 年来，全球"癌情凶猛"，寻找肿瘤治疗有效方法的脚步从未停止。创新驱动的抗肿瘤免疫药物以其卓越表现成为抗肿瘤治疗领域的重大技术突破。肿瘤免疫疗法全球专利申请自 1995 年开始处于快速增长时期，2001 年达到申请量顶峰，为 4262 项，此后的全球专利申请量维持在较高水平发展。肿瘤免疫疗法中国专利申请呈持续增长态势，从 1995 年的 238 件到 2013 年的 1975 件，年申请量增长了近 10 倍。专利申请量的迅猛增长和高位发展，是肿瘤免疫治疗领域技术和市场均蓬勃向上的缩影，获批药物绿叶成荫，在研药物含苞待放。以目前的研发投入规模和发展势头来看，未来出现历史飞跃的抗肿瘤免疫新药物是可以期待的。

（2）百家争鸣：罗氏领跑，竞争激烈，垄断程度不高

鉴于肿瘤免疫疗法所取得的突破性成果，全球医药巨头对该领域的研发投入热情高涨，商业化步伐加紧迈进。全球重要申请人包括罗氏（收购了基因泰克、中外制药）、默沙东、葛兰素史克、诺华、辉瑞、百时美施贵宝等，全球专利申请量都在 700

件以上，并且这些医药巨头也积极在中国进行专利布局，是最主要的国外来华申请人。例如，免疫检查点抑制剂抗体 PD-1 药物市场被默沙东和百时美施贵宝两大巨头垄断，但罗氏旗下开发的 Tecentirq 成为了被 FDA 批准用于治疗膀胱癌的首个 PD-L1 药物，并且还在申请更多的适应症，另一制药巨头阿斯利康公司开发的 PD-L1 药物 Durvalumab 也处于紧锣密鼓的研发中。再例如，Juno 日前积极发表 CAR-T 疗法 JCAR014 的临床数据，辉瑞和施维雅将合作开发和商业化 CAR-T 疗法 UCART19。肿瘤免疫疗法市场潜力巨大，全球投资者都不惜人力财力积极开展在研药物的临床试验，力求未来市场分羹。应当说，肿瘤免疫疗法领域的竞争激烈，百家争鸣，群芳斗艳，最终市场份额的分配，还要通过不断角力才能完成。

（3）拨云见日：国内起步晚，但专利申请量增长喜人

中国在肿瘤免疫疗法领域的起步较晚，该领域的中国专利申请中，国外来华申请量占总申请量的 73%。国内在肿瘤免疫疗法领域的技术力量与全球医药巨头的差距明显，目前中国还没有任何一款抗肿瘤免疫药物获批上市。但可喜的是，近年来肿瘤免疫疗法相关的国内申请量迅猛增长，国内总申请量 9707 件，并且 2013 年国内申请量首次超过国外来华申请量，这表明国内研发团队在肿瘤免疫疗法领域的研发热情和研发能力正逐步提高。该领域的国内申请中，企业申请占全部申请量的 30% 左右，所占份额高于大学和个人申请人。国内进军肿瘤免疫疗法领域的企业越来越多。例如，上海君实和恒瑞制药的 PD-1 单抗相继获得临床试验批件，启动了 I 期临床试验；再例如，西比曼、雅科生物、科济生物、北大未名和博生吉等在 CAR-T 疗法方面有临床试验。这种企业主导研发的情况，有利于中国在肿瘤免疫疗法领域更快地实现产业化。应当认为，中国在肿瘤免疫疗法领域已经入局，但压力与希望并存，拨云见日尚需努力。

7.1.2 建　议

（1）合纵连横：政府、医药监管部门、企业和科研机构多方合力

中国在肿瘤免疫疗法领域处于落后局面，但尚有可圈点之处，生机在望。我国要在肿瘤免疫疗法领域迎头赶上，需要政府、医药监管部门、企业和科研机构等的多方合力，密切沟通协作。

（2）政府扶持：积极引导资本进入，建立临床疗效评价体系

抗肿瘤免疫药物的研发周期长，研发投入大。政府层面应当加大政策和资金扶持力度，通过减免税收等鼓励手段，积极引导国内外资本进入肿瘤免疫疗法领域。加大知识产权宣传力度，适当资助企业就其重要产品在中国和全球主要市场进行专利布局。政府也应当积极建立肿瘤免疫药物临床疗效评价体系。

（3）临床试验：畅通临床试验审批通道，加强临床试验数据管理和公布

加强医药监管部门、药企和临床试验执行单位的沟通合作，完善临床试验审批流程，畅通临床试验审批通道、推进临床试验适时开展，加强临床试验数据管理和及时公布，从而提高临床试验的安全性和影响力，并为其他企业开展相关研发提供重要临床参考资料。

（4）携手攻坚：企业和科研单位整合力量，并向国外寻求技术合作

企业之间、企业和科研单位之间应当整合力量，加强协作，打造进行产品研发和商业化的共同体。例如，西比曼生物科技公司收购了解放军总医院开发的几项 CAR－T 技术，并在该医院进行临床试验，CAR－T CD20 的Ⅱ期临床试验结果可观，使西比曼的 CAR－T 细胞疗法直接进入世界抗肿瘤免疫药物的新药前沿。这种合作模式，将科研单位的研发力量和企业资金运作融为合力，不失为携手攻坚开发新药的典范。另外，也可以寻求与国外制药公司的技术合作和许可转让等，以便改进技术平台，筹措研发资金以及在国外开展临床试验，力求以更好的产品开拓更大的全球市场。

7.2 微观免疫调节剂

7.2.1 结 论

（1）平台发展：缺乏技术创新带动飞跃

肿瘤免疫调节剂技术分支上，全球专利申请量在 2000 年前后迅猛增长，而近 10 年，免疫调节剂的专利申请量没有呈现增多趋势，在一定程度上反应该技术可能处于发展平台期，目前缺乏技术突破和技术创新来带动飞跃。中国在该技术分支上的专利申请量呈现逐年递增趋势，但主要是国内申请量的增多，国外来华申请量近 10 年持续下降，也在一定程度上反映出该技术分支的市场预期并不完全乐观。

（2）各有千秋：全球和中国的技术分布各有侧重

通过对全球和中国专利申请的技术主题分析，我们发现全球免疫调节剂相关的专利申请更多是化学类和免疫系统产物类，而中国免疫调节剂相关的专利申请则有更多涉及细菌、真菌和高级植物类。细菌、真菌和高级植物类免疫调节剂均属于天然来源的免疫调节药物，而我国拥有丰富的药用植物资源，中草药多糖更显示了免疫调节和抗肿瘤的作用，这些药用植物和传统医学为筛选有效的抗肿瘤免疫调节剂提供了支撑，因此我国在抗肿瘤免疫调节剂技术分支上拥有一定优势资源。

（3）旭日东升：中国在 IDO 抑制剂研究方面拥有技术和资源优势

IDO 为抗肿瘤免疫疗法最重要的小分子调控靶点，能够解除对免疫系统的抑制。国外医药行业对于 IDO 抑制剂药物的市场前景颇为看好，例如，诺华于 2015 年收购了英国药企 IOmet，将其旗下在研的 IDO/TDO 抑制剂收入囊中，罗氏也与印度 Curadev 制药达成协议，投资研发 IDO/TDO 抑制剂。但目前尚无 IDO 抑制剂药物获批上市，仅有美国 NewLink Genetics 公司的 NLG919 化合物与美国 Incyte 公司的 INCB024360 化合物进入了临床试验。因此，IDO 抑制剂药物的开发方兴未艾，但有可能星火燎原。

国外公司在中国进行 IDO 抑制剂的专利布局较少，其中百时美施贵宝有几项涉及通式化合物 IDO 抑制剂的专利。关于 IDO 抑制剂的国内申请，我们关注复旦大学杨青团队。该团队从真菌和中草药中寻找 IDO 抑制剂，发现（E）－4－（β－溴乙烯基）苯氧酰基、1，2，3－三氮唑等结构是新型 IDO 抑制剂的有效骨架，中药小檗碱等也是优

异的 IDO 抑制剂。其中"真菌 calonectria IF030427 来源的 IDO 抑制剂"有望成为全球第三个进入临床试验研究的 IDO 抑制剂，并已有偿许可美国沪亚公司共同开发。应当说，我国在 IDO 抑制剂的药物研发方面拥有资源和技术双重优势，并且已经占据一定先机，未来共享 IDO 抑制剂的全球市场大有希望。

7.2.2 建　议

（1）地尽其利：充分利用我国传统医学瑰宝和中草药资源

在免疫调节剂技术分支上，我国应当充分利用传统医学瑰宝和中草药的资源优势，关注具有免疫调节功能的真菌和中药等，提取活性成分，明确作用机理，丰富扩大免疫调节剂的候选药物库。

（2）筛选平台：开发和完善高通量筛选平台，整合数据资源

开发和完善抗肿瘤免疫调节剂的高通量筛选平台，注重整体、器官、组织、细胞和分子水平上的整合研究。以理想的抗肿瘤免疫调节剂筛选平台为基础，建立抗肿瘤免疫调节剂药物筛选中心或实验室作为公共技术平台，整合数据资源和候选药物库，加速新免疫调节剂的发现，特别是 IDO/TDO 特异性小分子免疫调节剂。

7.3 聚焦抗肿瘤抗体

7.3.1 结　论

（1）硕果累累：单克隆抗体为抗肿瘤药物的最新发展方向，竞争日益白热化

单克隆抗体药物代表了药品领域的最新发展方向，其在抗肿瘤治疗方面有无限的市场潜力。例如，罗氏的产品利妥昔、曲妥珠和贝伐珠，三药占全球销售前 10 的抗肿瘤药物的近三成销售额；而近几年获批上市的几款免疫检查点抑制剂单抗也堪称市场"现金牛"，均有不俗的市场表现。

关于抗肿瘤抗体药物的全球专利申请量自 20 世纪末迅猛增长，此后 2002～2014 年每年的专利申请量维持在 2400 项左右，可见抗肿瘤抗体领域吸引了前所未有的关注度和研发投入，竞争也日益白热化。美国在该领域的研发占有绝对优势，而中国在抗肿瘤抗体药物领域的研发起步较晚，总申请量仅占全球专利总量的 5%，但我国在该领域的技术发展势头较好，2008～2010 年的年申请量维持在 153 项左右，2011 年开始年申请量均在 200 项以上。

（2）如期而至：三款单抗销售王专利到期或即将到期

利妥昔、曲妥珠和贝伐珠均为罗氏产品，2015 年三药的销售额总计 200 亿美元，无愧为单抗领域的销售王。通过对上述三药的相关专利进行梳理发现，很多专利已过保护期或保护期临近。关于美罗华 Rituxan（利妥昔单抗，Rituximab）的 5 项中国专利均已超过保护期；关于赫赛汀 Herceptin（曲妥珠单抗，Trastuzumab）的中国专利，主要涉及冻干蛋白质制剂，并且大部分已经超过保护期或临近保护期；关于阿瓦斯汀

Avastin（贝伐珠单抗，Bevacizumab）的多项专利申请的权利要求是类似的，到 2018 年 4 月 3 日，这些专利将到期。国内对上述三种药物的仿制和技术改进可以尝试开展。另外，这些专利除了可以作为现有技术使用，还可以为其他的研究和市场活动提供现有技术抗辩资料。

（3）异军突起：免疫检查点抑制剂抗体近年井喷式发展，多个靶点展现希望

免疫检验点抑制剂抗体将成为肿瘤免疫治疗的主力军。其全球专利申请自 2010 年后出现井喷，陡增至接近每年 400 件，并仍处于快速上升过程，在一定程度上反映出免疫检验点抑制剂抗体是一项新兴技术和研究热点。中国关于免疫检查点抑制剂抗体的专利申请量同样增长明显，每年已增加到接近 100 件。自 2013 年开始，国内申请快速增长，到 2015 年已经接近中国申请总量的一半，表明国内研发力量已经开始关注免疫检查点抑制剂抗体并且取得了相当进展。事实上，国内有多家公司开展此方面的研究，如恒瑞制药、上海君实、百济神州等，已有相关产品被批准或即将被批准进入临床试验。

免疫检验点抑制剂抗体在美国的专利布局最多，CTLA-4 靶点的专利申请量最多，但 PD-1/PD-L1 靶点的专利申请量与其差距不明显，CTLA-4 和 PD-1/PD-L1 均是目前研究最多的靶点。中国的专利申请中，PD-1/PD-L1 靶点的专利申请量明显多于 CTLA-4 靶点，显示国内申请人更多关注 PD-1/PD-L1 抗体。

其他 6 种重要靶点 OX40、4-1BB、GITR、TIM-3、LAG-3 和 VISTA，全球相关专利申请共 77 项，OX40、4-1BB 和 GITR 靶点的专利申请量明显高于 TIM-3、LAG-3 和 VISTA 靶点。但申请量排名最高的百时美施贵宝也只有 8 项申请，绝大部分申请人的申请量仅有 1~2 项，这些靶点上尚有专利布局空间。百时美施贵宝、默沙东、辉瑞、葛兰素史克等已经就上述靶点的抗体在中国进行专利布局，但国内相关申请仅有 6 项。

（4）措置有方：PD-1 单抗 Pembrolizumab 的专利保护策略

PD-1 单抗 Pembrolizumab 于 2014 年获 FDA 批准上市。该产品的核心专利是 US8354509 和 US8900587，前者是抗体结构专利，涉及用轻重链 6 个 CDR 限定的抗体分子，后者是组合物专利，涉及前述抗体分子的相应药物组合物。核心专利的中国同族专利已经获得授权，专利保护范围相对稳定；Pembrolizumab 的外围专利主要涉及抗体片段、制剂、联合用药以及拓宽适应症等，在中国的专利布局并不多，且多处于申请未决状态。

在 Pembrolizumab 批准上市前默沙东主要针对抗体药物本身结构、制剂和疗效评价等方面申请专利，而在获得批准一个用途前后，大量专利申请涉及联合用药和其他适应症拓展方面的专利。单抗的研发周期很长，高风险高回报是常态。因此默沙东在核心专利申请后，暂缓了外围专利的申请，并在药物有希望获批上市后，进行了大量外围专利的布局，从而变相延长药物专利的保护期。

（5）硝烟弥漫：PD-1 单抗的专利纠纷

几乎每一种成功的上市药物背后都存在着漫长复杂的专利纠纷，免疫检查点抑制

剂抗体领域也不例外。百时美施贵宝的抗 PD－1 单抗 Nivolumab 的上市时间仅比默沙东的 Pembrolizumab 晚几个月，目前二者的全球市场份额基本相当。默沙东与百时美施贵宝在抗 PD－1 单抗领域的全球知识产权战役早在 2011 年就已打响，2015 年百时美施贵宝更对默沙东的产品 Pembrolizumab 在美国提起了侵权诉讼，目前该案尚无审判结果。US9073994 专利是基于 PD－1 分子机制的科学发现形成的，发明原创性非常高，专利权的保护范围大，理论上对所有在后发明的抗 PD－1 单抗都构成排他权和专利壁垒。对于此类专利，在后药物研发企业通常采用的策略是反诉其无效。虽然默沙东于 2011 年就 US9073994 在欧洲专利局的同族专利 EP1537878 提出专利异议程序的努力未获成功，但这一举动在目前的专利制度下有积极意义。

7.3.2 建 议

（1）他山之石：适时展开抗肿瘤单抗的仿制，迅速出台我国生物仿制药的相关规定

罗氏的 3 种单抗重磅炸弹——利妥昔、曲妥珠和贝伐珠，很多相关专利已过保护期或保护期临近。由于我国抗肿瘤抗体研究起步晚，基础差，因此国内企业可以在适当时候开展对上述三药的仿制和研发，从而大幅减少企业研发药品的时间和费用，并降低药品价格。但是，单抗仿制药的分子质量大、结构、作用机制和生产过程均复杂，研发与质控难度很大。目前我国还没有出台针对生物仿制药的法规和指导原则，现行《药品注册管理办法》仍规定生物仿制药按照新药申请程序注册，使得国内开发单抗仿制药面临高昂成本。因此建议，我国在参考欧盟、WHO 和美国生物仿制药以及单抗仿制药指导原则的基础上，尽快出台我国生物仿制药的相关规定，明确技术和质量管理要求，推动我国单抗仿制药行业的迅速发展。

（2）继往开来：继续推进 CTLA－4 和 PD－1/PD－L1 靶点的研究，适当关注 OX40、4－1BB、GITR、TIM－3、LAG－3 和 VISTA 靶点

无论是全球还是中国，关于免疫检查点抑制剂抗体的专利申请量都自 2010 年后迅猛增长，并且仍处于快速增长期，免疫检查点抑制剂抗体为肿瘤治疗带来了无限曙光，是抗肿瘤抗体药物领域的研究热点和发展趋势。其中绝大部分专利申请涉及 CTLA－4 和 PD－1/PD－L1 靶点，目前上市的 3 款药物也涉及以上两种靶点，当前的研究力量仍在上述 2 个靶点上投入最多，预计未来关于以上 2 个靶点可能出现新药物或在联合用药以及适应症的拓宽上出现新进展。国内关于免疫检查点抑制剂抗体的研究和专利布局已经起步，但目前只有上海君实的 PD－1 抗体于 2015 年 1 月开始申请临床试验，其他产品的研发尚在临床前阶段。因此，对于免疫检查点抗体药物这样的新兴领域，国内应当加强科研单位和企业间的合作，速度为王，推动临床试验的开展，尽快推动产业化进程，力争抢占部分市场，特别是中国市场的空间。

CTLA－4 和 PD－1/PD－L1 靶点之外，OX40、4－1BB、GITR、TIM－3、LAG－3 和 VISTA 靶点有一定的研究。目前，关于 OX40 和 LAG3 靶点，国外已经有药物进入临床试验，可能未来会有相关新药物上市，是比较有希望的免疫检查点抑制剂抗体的靶

点，而 TIM－3 和 VISTA 靶点的专利布局相对是空白的。总体来说，关于 OX40、4－1BB、GITR、TIM－3、LAG－3 和 VISTA 靶点的专利风险不大，国内应当对上述靶点有所关注和研发投入，尝试新药物的创制，如有新的发现或成果，应当积极进行专利布局，构建专利保护池。

（3）适时而动：制定合理的专利保护策略

好的产品要获得好的市场回报，必须依赖专利的保驾护航，也必须制定恰当的专利布局策略。对于高风险高投入的单克隆抗体药物，一旦有研发进展，就应当对其核心技术积极进行全球和中国的专利布局，而对于外围技术可以暂缓专利申请，并在有望获得批准上市后再进行外围技术的专利布局，例如，扩大适应症或联合用药等方面的专利申请，从而变相延长药品的专利保护期。

7.4 剖析肿瘤疫苗

7.4.1 结 论

（1）厚积薄发：肿瘤疫苗多项临床试验正在开展

1997～2001 年，肿瘤疫苗的全球专利申请量明显增长，并保持较高增长速率，2001 年的申请量达到 1366 项，此后，专利申请数量先有所回落后逐渐趋向于稳定，年申请量维持在 800 项左右。美国贡献了占全球 60% 以上的专利申请数量，可见，肿瘤疫苗技术研发的主要力量来自于美国。中国的专利申请以国外来华为主，但 2003 年以后，国内申请人的专利申请数量一直保持增长态势，到 2013 年，国内申请人与国外来华的专利申请数量基本持平，显示了我国在肿瘤疫苗领域向上的发展势头。

肿瘤疫苗领域，虽然目前获批上市的仅有 Sipuleucel－T 一种产品，但很多肿瘤疫苗药物已经进入到了 FDA 的临床研究阶段。据不完全统计，目前有 20 多个肿瘤疫苗处于Ⅲ期临床研究，其中来自古巴的肺癌疫苗 CimaVax Ⅲ期临床试验结果较好，而处于Ⅰ、Ⅱ期临床研究的肿瘤疫苗更接近 140 个，其中以黑色素瘤、肺癌、乳腺癌和前列腺癌疫苗最多。应当说，肿瘤疫苗领域正在有序发展，博观而约取，厚积而薄发，值得期待。

（2）荣辱之路：第一支获批上市的肿瘤疫苗遭受销售滑铁卢

2010 年 4 月，FDA 批准 Dendreon 开发的 DC 疫苗 Sipuleucel－T 用于治疗无症状或轻微症状的转移性 CRPC，这是首个也是唯一被 FDA 批准上市的肿瘤治疗性疫苗。

Dendreon 与 Sipuleucel－T 疫苗相关的全球专利申请共 17 项，核心专利为 WO9724438A1。17 项专利申请按技术划分包括 4 个方面：①DC 的分离、活化和贮存等；②肿瘤特异性抗原的选择、修饰和制备等；③包含 DC 细胞、肿瘤特异性抗原的免疫组合物及其用途；④预测治疗效果的生物标志物。上述专利申请基本以 PCT 方式提出，Dendreon 非常重视在欧洲、北美洲、澳洲以及日本等国家或地区的专利布局，但在中国的专利布局几乎空白，并且 Sipuleucel－T 的核心专利 WO9724438A1（申请日

1996 年 12 月 23 日）即将到期。

Sipuleucel-T 在 2010 年实现了 4.8 亿美元的销售收入，但是由于高昂的生产成本和售价、延长前列腺癌患者生存期平均仅 4 个月以及市场推广等因素，该疫苗的销量陷入低迷，2014 年 11 月，Dendreon 宣布破产。Sipuleucel-T 的权利被加拿大制药商 Valeant 公司买断。

7.4.2 建　议

（1）联合用药：探索肿瘤疫苗与其他治疗方式的联合

2015 年，Celldex Therapeutics 发布了胶质母细胞瘤治疗疫苗 Rintega Ⅲ 期临床试验失败的结果，NewLink Genetics 也发布了胰腺癌疫苗 algenpantucel-L 的 Ⅲ 期临床试验疗效不佳的消息。肿瘤疫苗频频失败并不意味着肿瘤治疗性疫苗的思路和方法行不通，Sipuleucel-T 能够平均延长前列腺癌患者生存期 4 个月也证明肿瘤疫苗存在继续探索的希望之光。

鉴于免疫系统的复杂性以及有部分患者对单一免疫疗法无响应的问题，我们建议国内企业和研发机构积极探索肿瘤联合免疫疗法，将免疫检查点抑制剂抗体、CAR-T 技术和肿瘤疫苗等进行联合应用，将有可能产生协同效应，通过多重机制，增强抗肿瘤免疫反应。应当认为，肿瘤的联合免疫疗法也符合目前技术发展的趋势和潮流，罗氏也将其研发的 PD-1 药物 vanucizumab 用于联合疗法进行研究。

（2）成本控制：肿瘤疫苗价格应当符合市场承受能力

Sipuleucel-T 疫苗上市之后，由于售价昂贵和缺乏出众疗效，遭遇了市场滑铁卢。其失败经历也警醒我们，在肿瘤疫苗的研发初期就应当考虑到患者的经济承受能力，尽可能选择生产制备简易的方式、严格控制生产成本，使得药物上市后的价格能够在合理范围内。天价药物若无惊人疗效，不会成为市场宠儿。

7.5　详解细胞免疫疗法

7.5.1 结　论

（1）冲云破雾：特异性免疫细胞疗法成为后起之秀，诺华和宾夕法尼亚大学为全球重要申请人

肿瘤细胞免疫疗法在临床上的应用从非特异性的 LAK、CIK 和 NKT 等治疗开始，经历了几十年的历程，近几年肿瘤细胞免疫疗法领域有了冲云破雾般的进展。与技术发展相对应，全球关于细胞免疫疗法的专利申请在 2009 年以前处于平稳发展期，但专利申请量较少。自 2010 年开始，专利申请量快速增长，2014 年的年申请量达到 163 件，是 2010 年的近 3 倍，印证了细胞免疫疗法领域的重要技术突破。特异性免疫细胞治疗起步虽晚，但发展迅猛，如全球 CAR-T 相关的专利申请量已达到 251 件，超过了传统的 LAK/CIK。来自美国的专利申请量远超过其他国家。诺华和宾夕法尼亚大学作

为合作伙伴，是全球重要专利申请人，前期的专利申请均为宾夕法尼亚大学独立申请，而后期诺华积极寻求与研究实力强劲的宾夕法尼亚大学进行合作。另外，CELLECTIS等作为新兴生物公司，也有不俗表现。

中国关于细胞免疫疗法的专利申请自 2011 年开始爆发增长，特别是国内专利申请量远超过国外来华的专利申请量。国外来华的专利申请集中于特异性免疫细胞治疗，如 CAR－T 和 TCR 技术，而国内专利申请中非特异性免疫细胞治疗占大多数，如 LAK/CIK 和 NK/NKT，但关于新兴技术 CAR－T 的专利申请量也有 40 件，甚至多于国外来华的相应专利申请量。

（2）独树一帜：CRT－T 技术疗效卓越，实体瘤新靶点为研究重点，国外较为关注安全性等外围技术

CAR－T 技术的出现，使得肿瘤免疫细胞治疗得到了颠覆性发展，CAR－T 技术以其卓越疗效和广阔应用前景，引起了全球的广泛关注，该疗法的主要竞争者包括诺华、Juno 和 Kite 3 家公司。Juno 与 Editas 合作将基因编辑技术引入 CAR－T 疗法；诺华开发的 CTL019、Kite 与安进共同研发的 KTE－C19 等已获 FDA 突破性疗法认证，有望在近期获批上市；辉瑞和施维雅抢购了 CELLECTIS 的 UCART19；中国 CAR－T 多中心临床研究也已经启动。

CAR－T 相关的专利申请在技术主题上涉及链的优化、靶位点、联合治疗、降低细胞毒性、载体的优化和多受体等方面。通过对 CAR－T 相关专利申请的技术主题进行分析，我们发现，全球和中国的专利申请，包括国外重点申请人，如诺华和宾夕法尼亚大学，以及国内申请人，在研究重点上是一致的，各方研发力量均在靶位点方向上大量投入。90% 的恶性肿瘤是实体瘤，表达于实体瘤的新靶点的发现是 CAR－T 技术推广至实体瘤治疗的关键，也是 CAR－T 技术能够占据肿瘤治疗主流市场的突破口。宾夕法尼亚大学关于 CAR－T 的专利申请涉及的靶点包括用于治疗卵巢癌的 FRα 靶点，治疗胶质瘤的 EGFRⅧ靶点和间皮素等。在 CAR－T 相关的外围技术上，国外重点申请人主要关注于联合治疗和降低细胞毒性，如利用分子刹车调控 CAR－T 细胞的活性，解决 CAR－T 治疗的安全性问题，而国内主要申请人主要着眼于多受体和载体的优化，力求增强 CAR－T 细胞的杀伤特异性和提高 T 细胞的转染效率。

CD19 和 CD20 为 B 淋巴细胞白血病的治疗靶点，CD33 为髓细胞白血病的治疗靶点，CD30 和 CD22 为淋巴瘤的治疗靶点，以 CD19、CD20、CD22、CD30 或 CD33 为靶点构建 CAR－T 细胞治疗血液系统肿瘤的临床试验已开展多项。在 121 项涉及靶位点的 CAR－T 全球专利申请中，共包括靶位点 54 种，其中中国专利申请涉及了 16 种靶位点。除了 CD19、CD20 等传统针对血液肿瘤的靶位点外，中国专利申请中涉及最多的其他靶位点是 HER 家族、CEA、B7、GD2、CD123、间皮素、VEGFR、FRα 和 GPC3 靶点，但非常分散。另外，CE7 靶点的全球专利申请有 3 项，但该靶点在中国的专利布局为空白。

7.5.2 建　议

（1）政策监管：我国应尽快出台《细胞免疫治疗管理条例》和《细胞免疫治疗临床应用指南》

细胞免疫治疗在我国曾被列为第三类医疗技术在临床上应用，监管缺位，但随着"魏则西事件"的发酵，国家卫计委要求将免疫细胞治疗技术按照"临床研究"的相关规定执行，对我国的肿瘤免疫细胞治疗领域的发展影响重大。应当说，细胞免疫治疗，特别是 CAR－T 技术，显示了抗肿瘤的巨大威力。政府层面和医药监管部门有很大的政策改善空间，应当尽快出台合理的《细胞免疫治疗管理条例》，组织临床专家尽快制定《细胞免疫治疗临床应用指南》，既要保证政策监管到位，又要促进行业技术的发展，使得肿瘤细胞免疫治疗，特别是 CAR－T 等高新技术，迅速走上健康有序发展的良性轨道。

（2）寸辖制轮：积极寻找实体瘤新靶点和探索多靶点联合

CAR－T 技术目前在血液肿瘤的治疗上显示了卓越疗效，但是用于实体瘤治疗面临重大考验，缺乏高效的实体瘤特异性抗原靶点是掣肘。CAR－T 技术的可复制性较强，我国研究团队应当站位高远，积极寻求特异性和杀伤效果好的实体瘤靶点，适当考虑已知靶点的多靶联合，尽可能在 CAR－T 治疗实体瘤方面有所建树，为日后争夺市场份额，并降低我国肿瘤治疗费用夯实基础。另外，我国企业也应当关注已有 CAR－T 靶点在中国的专利布局空白，例如 CE7 靶点等，就这些专利布局空白的靶点进行基础研究，并适时进行专利申请，减少未来的专利风险。

（3）生产流程：企业应做好 CAR－T 技术生产标准化研究

CAR－T 技术是一项个性化疗法，粗放生产必然无法通过市场的检验，因此产业过程中的标准化非常重要。企业和研究机构应当重视 CAR－T 技术标准体系的制定，使生产过程流程化和标准化，对细胞提取、改造、培养和回输等各步骤进行严格质控，并尽可能减少细胞制备成本。

附录 重要专利申请人名称约定表

约定名称	CNABS 数据库中的申请人名称	WPI 数据库中的申请人名称
罗氏	霍夫曼－拉罗奇 霍夫曼－拉罗奇有限公司 弗·哈夫曼－拉罗切有限公司 罗切格利卡特公司 罗氏格黎卡特股份公司 豪夫迈·罗氏有限公司 豪夫迈－罗氏公司 F. 霍夫曼－罗氏股份公司 罗赫诊断器材股份有限公司 基因泰克 健泰科生物技术公司 基因技术股份有限公司 杰南技术公司 吉宁特有限公司 吉尼泰克公司 基因技术公司 中外制药株式会社	HOFFMANNLA ROCHE&CO AG F HOFFMANN LA ROCHE & CO AG F ROCHE DIAGNOSTICS GMBH HOFFMANN LA ROCHE INC BOEHRINGER MANNHEIM GMBH ROCHE GLYCART AG HOFFMANN－LA ROCHE AG GLYCART BIOTECHNOLOGY AG（HOFF） GENENTECH INC（GETH） CHUGAI SEIYAKU KK CHUGAI PHARM CO LTD MEDICINE INC CHUGAI RES INST MOLEC- ULAR（CHUS）
美国卫生与 人类服务部	美国政府健康及人力服务部 美国政府卫生与公众服务部 美国政府健康及人类服务部	US DEPT HEALTH & HUMAN SERVICES US DEPT HEALTH & HUMAN SERVICES （USSH）
诺华	诺瓦提斯公司 诺华有限公司 诺华疫苗和诊断公司 希龙公司 启龙股份公司 启龙有限公司	NOVARTIS AG NOVARTIS PHARMA GMBH NOVARTIS VACCINES&DIAGNOSTICS INC NOVARTIS VACCINES & DIAGNOSTICS INC CHIRON CORP NOVARTIS－ERFINDUNGEN VERW GES MBH NOVARTIS FORSCHUNGSSTIFTUNG ZWEIGNIEDERL CHIRON SRL CHIRON SPA（NOVS）

续表

约定名称	CNABS 数据库中的申请人名称	WPI 数据库中的申请人名称
礼来	伊莱利利公司	LILLY & CO ELI LILLY&CO ELI（ELIL）
阿斯利康	米迪缪尼有限公司 阿斯利康（瑞典）有限公司 阿斯特拉尔公司 阿斯特拉捷利康股份公司	MEDIMMUNE LLC MEDIMMUNE INC ASTRAZENECA AB MEDIMMUNE LTD ASTRAZENECA UK LTD CAMBRIDGE ANTIBODY TECHNOLOGY CAMBRIDGE ANTIBODY ASTRAPHARMA INC（ASTR）
雅培	雅培制药有限公司 艾博特生物技术有限公司 艾博特公司 艾博特股份有限两合公司 ABBVIE 公司 雅培股份有限两合公司	ABBOTT LAB ABBOTT GMBH&CO KG ABBVIE INC ABBOTT BIOTECHNOLOGY LTD ABBOTT GMBH& CO KG ABBOTT BIOTHERAPEUTICS CORP（ABBO）
默沙东	默沙东公司 先灵公司 先灵葆雅	MERCK & CO INC MERCK SHARP & DOHME CORP MERCK & CO INC MERCK SHARP & DOHME CORP MERCK FROSST CANADA INC MERCK FROSST CANADA & CO（MERI） SCHERING CORP（SCHE）
百时美施贵宝	米德列斯公司 百时美施贵宝公司 布里斯托尔－迈尔斯斯奎布公司 梅达雷克斯公司 津莫吉尼蒂克斯	MEDAREXINC BRISTOL－MYERS SQUIBB CO（BRIM） ZYMOGENETICS INC（ZYMO）
武田制药	武田药品工业株式会社 千年药品公司	MILLENNIUMPHARM INC TAKEDA CHEM IND LTD TAKEDA PHARM CO LTD MILLENIUM PHARM INC MILLENNIUM BIOTHERAPEUTICS INC（TAKE）

续表

约定名称	CNABS 数据库中的申请人名称	WPI 数据库中的申请人名称
加州大学	加利福尼亚大学董事会 加州大学评议会 加利福尼亚大学校务委员会	UNIVCALIFORNIA UNIV CALIFORNIA OFFICETECHNOLOGY（REGC）
因赛特	因赛特公司	INCYTE PHARM INC INCYTE GENOMICS INC INCYTE CORP（INYT）
葛兰素史克	葛兰素集团有限公司 史密丝克莱恩比彻姆生物有限公司 史密丝克莱恩比彻姆公司 史密丝克莱恩比彻姆有限公司 史克比彻姆公司 人体基因组科学有限公司 人类基因组科学公司 人类基因科学公司	GLAXO GROUP LTD GLAXOSMITHKLINE BIOLOGICALS SA GLAXOSMITHKLINE LLC GLAXOSMITHKLINE BIOLOGICAL SA GLAXOSMITHKLINE（GLAX） SMITHKLINE BEECHAM CORP SMITHKLINE BEECHAM PLC SMITHKLINE BEECHAM BIOLOGICALS（SMIK） HUMANGENOME SCI INC HUMAN GENOME SCI（HGSI）
得克萨斯大学	得克萨斯大学体系董事会 得克萨斯大学董事会 得克萨斯州大学系统董事会 得克萨斯州立大学董事会 德克萨斯州大学系统董事会 德克萨斯州立大学董事会 得克萨斯大学系统董事会 得克萨斯艺术与音乐大学	UNIVTEXAS SYSTEM UNIVTEXAS A & M SYSTEM UNIVTEXAS A&M SYSTEM UNIV TEXAS（TEXA）
法国国家 健康科学院	国家健康与医学研究院 健康和医学国家研究院 国家健康及医学研究院 国家健康科学研究所	INSERM INST NAT SANTE & RECH MEDI-CALE INSERM INST NAT SANTE&RECH MEDI-CALE INST NAT SANTE & RECH MEDICALE INSERM INST NAT SANTE & RECH MED INST NAT SANTE&RECH MEDICALE（INRM）

约定名称	CNABS 数据库中的申请人名称	WPI 数据库中的申请人名称
百奥根 – 艾迪克	比奥根艾迪克 MA 公司 拜奥根有限公司 拜奥根 IDEC 马萨诸塞公司 IDEC 药物公司 拜奥根 IDEC 公司 比奥根公司 艾德药品公司 生物基因 IDEC 公司	BIOGEN IDEC MA INC BIOGEN INC BIOGEN IDEC INC IDEC PHARM CORP IDEC PHARMA CORP BIOGEN IDEC HEMOPHILIA INC（BIOJ）
法国国家 科学研究中心	国家科研中心 国立科学研究中心 法国国家科学研究中心 科学研究国家中心	CNRS CENT NAT RECH SCI CENT NAT RECH SCI（CNRS）
约翰霍普 金斯大学	约翰·霍普金斯大学 约翰霍普金斯大学 约翰斯·霍普金斯大学医学院 约翰斯霍普金斯大学	UNIV JOHNSHOPKINS UNIV JOHNS HOPKINS SCHOOL MEDICINE UNIV JOHNS HOPKINS SCHOOL MED（UYJO）
拜耳	舍林股份公司 拜耳先灵医药股份有限公司 拜耳医药保健有限公司 拜耳知识产权有限责任公司 拜尔健康护理有限责任公司 拜尔药品公司 拜耳医药保健股份公司 拜尔公司	BAYER AG BAYER HEALTHCARE AG BAYER CORP BAYER SCHERINGPHARMA AG BAYER HEALTHCARE LLC BAYER INTELLECTUAL PROPERTY GMBH BAYER PHARMA AG BAYER PHARM CORP（FARB）
麒麟株式会社	协和发酵麒麟株式会社 协和发酵工业株式会社 麒麟麦酒株式会社 协和梅迪克斯株式会社 麒麟医药株式会社	KYOWA HAKKO KOGYO KK KYOWA HAKKO KIRIN CO LTD KIRIN BEER KK KIRIN PHARMA KK KIRIN BREWERY KK SHITARA K KYOWA MEDEX KK KYOWA MEDEX CO LTD KYOWA HAKKO KOGYO CO LTD（KYOW）

约定名称	CNABS 数据库中的申请人名称	WPI 数据库中的申请人名称
赛诺菲 – 安万特	赛诺菲 赛诺菲巴斯德有限公司 塞诺菲 – 安万特德国有限公司 安万特药物公司	SANOFI – SYNTHELABO SANOFI SA SANOFI – AVENTIS SANOFI PASTEUR LTD SANOFI – AVENTIS DEUT GMBH CONNAUGHT LAB LTD AVENTIS PASTEUR LTD AVENTIS PHARMA DEUT GMBH（SNFI） （AVET）
默克	默克专利有限公司 默克专利股份有限公司	MERCK PATENT GMBH MERCK SERONO SA ARS APPLIED RES SYSTEMS HOLDING NV LAB SERONO SA（MERE）
辉瑞	辉瑞公司 美国辉瑞有限公司 惠氏公司 惠氏有限责任公司 惠氏控股有限公司 惠氏控股公司	PFIZER INC PFIZER LTD（PFIZ） WYETH WYETH CORP WYETH LLC AMERICAN HOME PROD CORP WYETH HOLDINGSCORP AMERICAN CYANAMID CO WYETH CO LTD（AMHP）
森托科尔	森托科尔公司 森托科尔奥索生物科技公司 詹森生物科技公司 詹森药业有限公司	CENTOCOR INC CENTOCOR ORTHO BIOTECH INC JANSSEN BIOTECH INC （CENZ） （JANC）
安进	安进公司 安进研发（慕尼黑）股份有限公司 安进弗里蒙特公司 依默耐克斯有限公司	AMGEN FREMONT INC ABGENIX INC RES & DEV AMGEN MUNICH CO LTD AMGEN RESMUNICH GMBH AMGEN FREMONT INC AMGEN INC（AMGE） IMMUNEX CORP（IMMV）

图 索 引

表 索 引